Petra Gromann (Hg.)
Mit professioneller Hilfeplanung zu
einer guten ambulanten Versorgung
Fuldaer Schriften zur Gemeindepsychiatrie 2

Psychiatrie
Verlag

D1702268

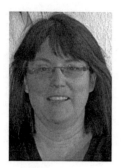

Petra Gromann ist Diplom-Soziologin und Professorin für Rehabilitation an der Hochschule Fulda. Sie ist Studiengangsleiterin für den B.A. Soziale Arbeit online und den M.A. Soziale Arbeit Gemeindepsychiatrie.

Petra Gromann (Hg.)

Mit professioneller Hilfeplanung zu einer guten ambulanten Versorgung

Fuldaer Schriften zur Gemeindepsychiatrie 2

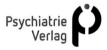

Psychiatrie
Verlag

Petra Gromann (Hg.)

Mit professioneller Hilfeplanung zu einer guten ambulanten Versorgung

Fuldaer Schriften zur Gemeindepsychiatrie 2

1. Auflage 2012

ISBN-Print: 978-3-88414-547-0

ISBN-PDF: 978-3-88414-789-4

Bibliografische Informationen der Deutschen Nationalbibliothek
Die Deutsche Nationalbibliothek verzeichnet diese Publikation
in der Deutschen Nationalbibliografie; detaillierte bibliografische
Daten sind im Internet über http://dnb.ddb.de abrufbar.

Weitere Bücher zum Umgang mit psychischen Störungen
und ihrer Behandlung im Internet unter: www.psychiatrie-verlag.de

© Psychiatrie Verlag GmbH, Bonn 2012

Umschlaggestaltung: GRAFIKSCHMITZ, Köln unter Verwendung eines Fotos
von Stephan Brenn, Berlin/www.stephan-brenn.de/VG Bild-Kunst
Typografiekonzeption: Iga Bielejec, Nierstein
Satz: Psychiatrie Verlag, Bonn
Druck und Bindung: SDL – Schaltungsdienst Lange, Berlin

Einführung

Petra Gromann

Alle Beiträge dieses zweiten Bandes stellen die Ergebnisse von Forschungsvorhaben dar, die sich der Personenzentrierung im Kontext der Gemeindepsychiatrie verschrieben haben.

Personenzentrierung wird hier verstanden als eine Weiterführung sowohl der deutschen Debatte von institutions- zu personenzentrierten Hilfen[1] als auch der Zugänge zum »person-centred planning«[2] in den USA und England, der methodischen Ansätzen von »person centered approach«[3] – therapeutisch-dialogischen Diskursen, die sich auf Carl Rogers beziehen und den Beiträgen von Tom Kitwood[4] zum personenzentrierten Ansatz in der Pflege von Menschen mit Demenzerkrankungen. Allen diesen Ansätzen ist gemeinsam, dass ausgehend von sehr individuellen Bedarfen flexible Hilfen für alle Menschen mit Beeinträchtigungen entwickelt werden.

Um flexible, auf Teilhabe ausgerichtete Hilfen tatsächlich umzusetzen, benötigt fachliche Arbeit geeignete Rahmenbedingungen, Organisationskulturen von Leistungserbringern und Leistungsträgern wie soziale und kommunale Räume, die diese anspruchsvolle Arbeit ermöglichen.

Im ersten Beitrag dieses Sammelbandes wird folglich ausgehend von einem systemischen Verständnis sozialer Arbeit die Umsetzung von personenzentrierter Teilhabeplanung in den Blick genommen.

Teilhabeplanungen – als Kernprozess einer gemeindepsychiatrischen Arbeit verstanden – sind von Petra Ruf analysiert worden. Ihr Beitrag verdeutlicht die Bedeutung eines systemischen Blicks auf individuelle Prozesse. Sie analysiert die Spannungsfelder von Inklusion und Exklusion, von Hilfe und Nicht-Hilfe in der Analyse erster Teilhabeplanungen am Beispiel der Einführung des Integrierten Teilhabeplans (ITP) in Wiesbaden im Zusammenhang mit dem Projekt PerSEH – Personenzentrierte Steuerung der Eingliederungshilfe in Hessen.

Im zweiten Beitrag des Bandes verdeutlicht Ursula Geyer am Beispiel einer Expertenbefragung des Gemeindepsychiatrischen Verbundes Wiesbaden, welche Bedeutung Kooperation und Zusammenarbeit auch über Trägerabgrenzung hinweg haben. Die Bedeutung der Vereinbarung gemeinsamer Qualitätsstandards im Kontext von Versorgungsverpflichtung und Personenzentrierung wird in der Auswertung ihres Forschungsprojektes deutlich.

Die beiden folgenden Beiträge verdeutlichen am Beispiel von »neu« in den Blick kommenden Gruppen besondere Bedarfe an personenzentriertes Arbeiten im Verbund.

Klaus Masanz hat untersucht, welche Erwartungen und Ansprüche an gemeindepsychiatrisches Handeln durch die Reintegration forensischer Patienten gestellt werden. Beispielhaft wird ausgehend von der Situation in Baden-Württemberg und der Situation im Großraum Stuttgart das Spannungsfeld von Erwartungen und Etikettierungen im Kontext der Forensik und der Gemeindepsychiatrie an seinen Untersuchungsergebnissen deutlich.

Im letzten Beitrag fasst Petra Gromann die Ergebnisse eines Gruppen-Forschungsprojekts zusammen, das Bedarfe von älter werdenden psychiatrie-erfahrenen Menschen zum Gegenstand hatte. Die Forderung, auch hier zu personenzentrierten Hilfen zu kommen und nicht lediglich die Schnittstelle zwischen Einrichtungen der Altenhilfe und der Gemeindepsychiatrie zu diskutieren, wird durch die Ergebnisse dieses Forschungsprojektes gestützt.

Anmerkungen

1 BUNDESMINISTERIUM FÜR GESUNDHEIT (Hg.): Von institutions- zu personenzentrierten Hilfen in der psychiatrischen Versorgung, Band 1, Bericht zum Forschungsprojekt des BMG: Personalbemessung in der komplementären Versorgung, Nomos-Verlag Baden Baden 1998

2 www.inclusive-solutions.com/pcplanning.asp

3 www.personcentredapproachsw.org

4 www.istavea.de/index2.php?option=com_content&do_pdf

Teilhabeplanung als gemeindepsychiatrischer Kernprozess
Wege zur Partizipation im Spannungsfeld professioneller Handlungsorientierungen am Beispiel der Einführung des Integrierten Teilhabeplans in Hessen

Petra Ruf

Die Auseinandersetzung zur Teilhabe von Menschen mit Behinderung am Leben in der Gesellschaft bringt ein Nachdenken über Bedingungen der Teilhabe mit sich, über die Voraussetzungen, welche Individuen und Gesellschaft mit sich bringen, als Adressaten für Funktionssysteme zu gelten, inwiefern Personen relevant partizipieren können. Die UN-Behindertenrechtskonvention oder »Lebenslagen in Deutschland – Der 3. Armuts- und Reichtumsbericht der Bundesregierung« (2008) und viele aktuelle Veröffentlichungen nehmen diese Frage auf und diskutieren die Umsetzung, ohne dass klar ist, worin jeweils Inklusion/ Exklusion zur Umsetzung kommen soll.

An die Planenden der »Integrierten Teilhabe« werden unterschiedlichste Erwartungen herangetragen – sie sollen im Prozess der Teilhabeplanung die Umsteuerung des Systems auf passgenaue individuelle Unterstützung umsetzen. Die ehrgeizigen Ziele der Teilhabeplanung mittels des Integrierten Teilhabeplans (ITP):

- Die Gesellschaft erwartet, dass Menschen mit Behinderung so autonom wie möglich leben oder leben lernen, sie erwartet jedoch auch die Korrektur von Normabweichungen und den Schutz vor fremdgefährdenden Handlungen.
- Die Organisation, in der die Teilhabeplaner Mitarbeiter sind, erwartet Loyalität und Arbeit für den Systemerhalt.

- Die Politik erwartet die gleichzeitige Berücksichtigung der begrenzten finanziellen Ressourcen und der hohen Ideale der aktuellen Gesetzgebung.
- Die Betroffenen betonen zunehmend selbstbewusst ihren Anspruch auf Inklusion und Selbstbestimmung im Sinne der UN-Behindertenrechtskonvention, und sie benötigen passende Unterstützungsleistungen.

Die Anforderungen an die Teilhabeplanenden sind in diesem Geflecht von teilweise konkurrierenden Erwartungen komplex.

Als Planende bringen sie ein unterschiedliches Verstehen der Ziele, der Begriffe Personenzentrierung oder Teilhabe, unterschiedliche berufliche Vorerfahrungen in definierten sozialen Räumen sowie divergierende Absichten mit.

Die Hilfeforschung zeigt auf, dass Hilfe ambivalent wirkt: Bei aller Notwendigkeit wird sie nicht immer gewünscht, sie kann die Selbstachtung mindern, die Autonomie verletzen, als stigmatisierend empfunden werden. Ein Vorgehen nach einfachen Rezepten würde nicht selten das Gegenteil des Gewünschten bewirken.

Nicht nur die Teilhabeplanung selbst, auch der Unterstützungsprozess sowie die gemeindepsychiatrische und gesellschaftliche Wirklichkeit sind wesentlich davon abhängig, wie sich die Planenden im Komplex von Hilfe/Nicht-Hilfe positionieren, welche Möglichkeiten sie denken und zulassen können, welche Handlungskompetenzen sie mitbringen.

Nachstehend wird die Bedeutung der systemtheoretisch-konstruktivistischem Hintergrundfolie für die Teilhabeplanenden zusammengefasst, die Forschungsmethoden skizziert und die wesentlichen Ergebnisse präsentiert und interpretiert.

Theoretische Grundlagen: Die Grundhaltung der Teilhabeplanenden definiert aus systemtheoretisch-konstruktivistischer Sicht wesentlich das Ergebnis

Konstruktivismus verweist auf den Reflexionsgrad in Bezug auf das eigene Handeln (vgl. KLEVE 1996, 1999, 2000, 2003; WATZLAWICK 1995; LUHMANN 2008; BOMMES & SCHERR 2000). Wirklichkeit existiert nicht unabhängig von den Planenden,

- sie unterscheiden (nehmen Grenzziehungen z. B. zwischen behindert und nicht behindert vor, dazu WALDSCHMIDT/SCHNEIDER et al. 2007),
- sie bezeichnen (sie diagnostizieren, übernehmen vorliegende Diagnosen oder auch nicht),
- sie wählen aus (z. B. wer braucht welche Unterstützung).

Letztlich stellen sie – mehr oder weniger bewusst – eine Passung her zwischen dem, was sie von außen kommend wahrnehmen und dem, was in ihnen bereits angelegt ist; also ihrer eigenen inneren Vororganisation. Die gleiche objektive Wirklichkeit kann also sehr unterschiedliche Bewertungen erzeugen.

Die alte Subjekt-Objekt-Trennung – hier Helferin, dort die Person mit Behinderung – bedarf der Reflexion, da die Beobachtungen der Helfer geprägt sind von der eigenen Vorgeschichte, vom Vorwissen, den Werten und der Auswahl und Zuordnung der getroffenen Beobachtungen. Damit wird klar, dass jede Fremdbeschreibung gleichzeitig eine Selbstbeschreibung ist, indem sie die Differenz und den Dissens zwischen vorhandenen Vorstellungen und dem vorgefundenen System darstellt.

Wenn-Dann-Schlüsse oder einfache Ursache-Wirkungsmodelle werden durch komplexere Modelle abgelöst. Die Verantwortung professioneller Helferinnen wird im Rahmen der Teilhabeplanung deutlich – es geht um das Er-Finden von Zukunft und das Herstellen von Wirklichkeiten.

»Krankenkarrieren« lassen sich mit Selektionsentscheidungen in der Vergangenheit erklären, die als Prognosen in die Entscheidungszukunft verlängert und laufend reproduziert werden. Aussagen für die Zukunft können im Extrem zu wirklichkeitserzeugenden und festlegenden Klassifizierungen und Diagnosen führen oder aber als geglaubte Konstruktionen künftiger Wirklichkeit Hoffnung und lebenswichtigen Sinn erzeugen – im Sinne einer Selffullfilling Prophecy.

Psychische oder soziale Systeme, also auch die Helfer, können nicht umhin, Komplexität zu reduzieren; sonst wären sie nicht funktionsfähig. Das heißt nichts anderes, als dass sie anhand systemspezifischer Kriterien eine operationsfähige, sozusagen überschaubare Weltperspektive bzw. Wirklichkeit konstruieren; es gibt keine »objektive« Wahrheit.

Aus dieser Einsicht ergibt sich in der reflexiven Moderne die Relativität der eigenen Position: Neben den Planenden können andere, also z. B. die Nutzer und Nutzerinnen der Angebote, die Welt auch anders konstruieren, es geht bei Teilhabeplanung eher um die Frage, ob eine Konstruktion sinnhaft, nicht ob sie »richtig« ist. Bestenfalls entsteht über die »Brauchbarkeit« eines Teilhabeplans Konsens: Dieser wird von Nutzerinnen und Planerinnen kommunikativ verhandelt, also sozial erzeugt.

Der Zugang zur Realität ist ausschließlich durch Beobachtung möglich, die Frage, was »wirklich« ist oder »vernünftig« erübrigt sich. Veränderung wird durch Dekonstruktion ermöglicht – die Beobachtung erster Ordnung (Was-Fragen) wird unterstützt durch Beobachtung zweiter Ordnung (Wie-Fragen). Professionelle erlernen die Beobachtung der Beobachtung, das Ausleuchten des blinden Flecks – und sie wissen, dass sie damit neue blinde Flecken produzieren.

Professionelle können ihren Blickwinkel verändern: Bei Bedarf reduzieren sie Komplexität, um ein Entscheiden und Handeln zu ermöglichen. Oder sie verzichten auf Eindeutigkeit, spüren Widersprüche auf und erweitern die Denkmöglichkeiten, um dem Gegenüber neue Blickwinkel zu ermöglichen.

Systemtheorie führt den Blick weg vom Individuum und dem Wozu zur Art, wie Kommunikation, Hilfeplanung funktioniert (vgl. LUHMANN 1998, 2008; BAECKER 2007; WILLKE 1996; KLEVE 2000).

Unsere Gesellschaft ist funktional differenziert, also gekennzeichnet von hoher Arbeitsteilung und wachsender Abhängigkeit der Funktionssysteme untereinander (z. B. Verwaltung und Organisationen der Leistungserbringer und Leistungsträger). Diese Beziehungen untereinander lenken den Blick auf die Art und Weise, wie die Systeme verbunden sind, wie sie funktionieren. Deshalb werden die für Teilhabeplanung relevanten Eigenschaften und Verhaltensweisen von Systemen unten stehend beschrieben.

Nicht triviale Systeme bestehen aus Teilen, die einerseits operativ geschlossen sind, d.h. sie erzeugen selbst ihren systemimmanenten Zustand. Sie sind andererseits so miteinander verknüpft, dass kein Teil unabhängig ist von anderen Teilen. Systeme können sich gegenseitig verstören und irritieren und damit Veränderung anregen, jedoch nicht direkt eingreifen. Durch das Zusammenwirken der Teile entsteht Dynamik, die wiederum das Ganze beeinflusst.

Kommunikation als Organisationsprinzip von Systemen

Psychische Systeme operieren laut Luhmann auf der Basis des Bewusstseins, während soziale Systeme auf der Basis von Kommunikation operieren. Eine Beziehung zwischen beiden, also strukturelle Kopplung zwischen den heterogenen Systemen, entsteht, weil beide die Wirklichkeit mit einem gemeinsamen Medium konstruieren – der Sprache.

Menschen, Individuen, Subjekte werden von Luhmann gedeutet als »Adresse für differenzierte kommunikative Erwartungen, Ansprüche und Zumutungen (...), wenn auch als Adresse, die kommunikativ wesentlich auch mit der Fähigkeit des Ablehnens von Kommunikation, des Nichtverstehens, des Nichtmitmachenwollens, der Verweigerung, ja sogar der Unerreichbarkeit ausgestattet ist« (BAECKER 2007). Unterschiedliche Chancen entstehen u.a. durch die Zuschreibung unterschiedlicher Leistungsrollen.

Kommunikation rechnet also mit dem Erwartbaren, ihre Komplexität entsteht jedoch besonders aus der Unbestimmtheit, dem Nicht-Determinierten – sonst würde sie sich erübrigen. Es darf angenommen werden, dass das Nicht-Erwartete innerhalb der gemeinsamen Teilhabeplanung auftritt: Verständnisprobleme, Konflikte über Ziele und Vorgehen sind die Normalität, Konsens und unmittelbares Verstehen sind die Ausnahme.

Kommunikation im Arbeitsbündnis zur Teilhabeplanung wird in der Systemtheorie als Umwelt verstanden, die beobachtet werden kann.

Kommunizieren bedeutet beobachten, auswählen und interpretieren

Kommunikation, Sprache, eine Nachricht sind mehrdeutig; im Sprechen werden Unterscheidungen getroffen und Selektionen vorgenommen. Sie verweisen auf die Möglichkeit der Kommunizierenden, zu beobachten, wie jemand einen Sachverhalt sagt, in welchem Zusammenhang ein Ereignis dargestellt wird, wo Grenzen gesetzt und welche Unterscheidungen getroffen werden. Kommunikation wird also ›gesetzt‹: indem ausprobiert, korrigiert, fortgesetzt oder beendet wird.

Kommunikation kann auf sich selbst zurückgreifen im Vorgriff auf künftige Ereignisse, im Rückgriff auf vorherige Ereignisse (Rekursivität). So kommt es innerhalb des riesigen Auswahlbereichs einer Kommunikation, inmitten der Kontingenz zu sozialen Regulativen wie stabilen Werten, wiedererkennbaren Zuständen, Ereignissen und Gegenständen. Diese erzeugen Erwartungen, die im Hinblick auf den tatsächlichen Kommunikationsprozess wie ein mitlaufendes Gedächtnis ständig korrigiert, rückgekoppelt, angepasst werden.

Professionelle Helfer wissen, dass sie selbst aus einer Fülle angebotener Ambivalenzen auswählen und interpretieren; sie können einen Schritt zurücktreten und aus der Distanz wahrnehmen, dass ein bestimmtes Ereignis, ein Zustand etc. auch anders gedeutet werden könnte.

Im Interaktionssystem Teilhabeplanung werden die unüberschaubaren Handlungsmöglichkeiten im Kommunikationsverlauf reduziert, z. B. durch die Fragen, die der ITP stellt. Wenn den erwähnten Ambivalenzen in der Kommunikation Aufmerksamkeit gewidmet wird, bietet das die Chance, Widersprüche oder die unterschiedliche Vorstellung von Wirklichkeit am konkreten Beispiel aufzugreifen, in einen Kontext zu setzen und schließlich in der Kommunikation festzustellen, wo gemeinsame oder unterschiedliche Sichtweisen bestehen – als Grundlage für Verhandlungen.

Brauchbare Beschreibungen oder Bedeutungen für die Teilhabeplanungen müssen daher kommunikativ zwischen Nutzern und Helfern errungen werden – wenn Wirklichkeit ein Konstrukt ist, steht reflexives System neben reflexivem System: Klienten beobachten, wie die sozial Tätigen (sie) beobachten und verhalten sich nicht immer erwartungsgemäß. Mit anderen Worten: Die Klienten Sozialer Arbeit reagieren auf die Interventionen der Fachleute eigendynamisch.

Vertrauen als Erweiterung des Handlungsspektrums

Kontingenz, der Überschuss an Möglichkeiten, erhöht innerhalb der unüberschaubar komplexen Kommunikation die Unsicherheit und das Konfliktpotenzial – es ist nicht möglich, alles zu erfassen. Begegnungen sind immer Situationen mit doppelter Kontingenz; es kann nicht eingeschätzt werden, wie sich das Gegenüber verhält. Damit besteht das Risiko, dass Erwartungen enttäuscht werden. Die Agierenden haben angesichts doppelter Kontingenz die Wahl zwischen Misstrauen als Komplexitätsreduktion (mit einem Verhalten, das sich »nichts vergibt« und sich am Verhalten des Gegenübers orientiert) – und Vertrauen als Erweiterung des Handlungsspektrums. Damit eröffnen die Beteiligten einen zirkulären, sich selbst verstärkenden Prozess. »Jedes psychische oder soziale System erfährt also die Kontingenz anderer Systeme als ein Problem mangelnder Erwartungssicherheit; die eigene Kontingenz dagegen erfährt das System als Freiheitsgrade und Alternativspielraum.« (WILLKE 1996: 30)

Systemzweck der Sozialen Arbeit: Inklusion?

Systeme definieren sich über einen Systemzweck. Aufgabe der Sozialen Arbeit ist es, die Ambivalenzen der gesellschaftlichen Funktionssysteme zu beantworten: sie bewältigt Exklusionsprobleme bzw. die »Exklusionsdrift« (KLEVE 2000: 118), also das Phänomen, dass der Ausschluss aus einem System, z.B. der Arbeit in einem Dominoeffekt weitere Ausschlüsse nach sich zieht (kein Geld, kein Konto, kein Mietvertrag, keine Wohnung, keine Arbeit).

Teilhabeplanende gehen davon aus, dass die Nutzer nicht nur in ihren Funktionen und Aktivitäten eingeschränkt sind; auf sozialer Ebene haben sie Verteilungs- und Inklusionsprobleme, können also an bestimmten sozialen Systemen nicht oder nur eingeschränkt teilnehmen – logischerweise gehen die Ersteller des ITP Exklusionsprobleme an; sie vermitteln zwischen dem Betroffenen und den Systemen, teilweise über die kompensatorische Leistung der ersatzweisen Inklusion (z.B. in einer Werkstatt für Menschen mit Behinderung), aber mit dem Ziel, die Inklusion in die primären Systeme (z.B. in einem Betrieb) wieder herzustellen. Sie vermitteln dazu intermediär – also an den Schnittstellen zwischen den Systemen – das bedeutet auch, dass sie die Systeme und

ihre Sprache kennen, also in mehreren Richtungen »anschlussfähig«
sind. Sie positionieren sich jeweils zu Hilfe-Nichthilfe; Inklusion, stell-
vertretender Inklusion und Exklusion, zu Integration oder Desintegration.

Aus systemtheoretischer Sicht ist es zu kurz gegriffen, ausschließlich
eine Seite der binären Differenz, z. B. den Präferenzwert Inklusion,
Integration und Hilfe anzubieten: Die heutige funktional ausdifferen-
zierte Gesellschaft verlangt den Individuen beispielsweise die Fähigkeit
zu sozialer Desintegration ab, z. B. wenn im Rahmen eines Stellenan-
gebots (Inklusion!) Mobilität verlangt wird, also die Veränderung des
sozialen Lebensumfelds. »Handle stets so, dass weitere Möglichkeiten
entstehen.« (FOERSTER 1995: 60) Dieser Grundsatz beinhaltet, dass
auch dem weniger naheliegenden Referenzwert, also z. B. der Nicht-
Hilfe, Exklusion und Desintegration Aufmerksamkeit geschenkt wird.
Gerade das sozialarbeiterische Prinzip Hilfe zur Selbsthilfe verlangt es,
Nicht-Hilfe einzuplanen und darauf hinzuarbeiten, sich selbst bzw.
professionelle Unterstützung überflüssig zu machen.

Brauchbare Zeitkonstrukte in der Teilhabeplanung

Wir denken uns Zeit oft linear, z. B. als Zeitstrahl oder zyklisch, z. B.
als Kreislauf der Jahreszeiten; dies sind homogene Vorstellungen. Die
Systemtheorie stellt den heterogenen Zeitbegriff vor: Auch Zeit ist kon-
struiert, wir erleben die Zeit – je nachdem, mit welchen Erlebnissen sie
angefüllt ist, unterschiedlich lang, lassen in der Gegenwart vergangene
Ereignisse wieder aufleben, sodass sie in die Gegenwart hineinwirken
oder wir können die Zukunft durch Pläne bereits in der Gegenwart
sichtbar werden lassen.

Adressaten präsentieren sich als relativ stabiles Ganzes – innerhalb des
heterogenen Zeitverständnisses kann ein Bewusstsein dafür entwickelt
werden, dass menschliche Zeit als konstruierte Zeit von Individuen he-
terogen gelebt wird, Personen können ihre Vergangenheit neu deuten,
sie können in früheren Zeiten leben oder als Visionäre in der Zukunft
zu Hause sein etc., sie deuten und interpretieren ihre Zeit.

Selbstreferenz ermöglicht es im Rahmen eines heterogenen Zeitmo-
dells, Gewordenes zu verändern, die Gegenwart von einer gewünschten Zukunft her zu thematisieren oder Entwicklungsverläufe unterschiedlich zu interpretieren.

Ein Prozess ist die zeitliche Aufeinanderfolge von Ereignissen, die nicht ungeordnet und zufällig verläuft, sondern im Rahmen einer Sinnselektion auf vorangegangene Ereignisse aufbaut. Ereignisse schließen also nach einer Selektion aneinander an; die Selektion eines Ereignisses bildet die Grundlage für die Selektion eines anderen. Die zeitliche Verknüpfung des Neuen, Überraschenden mit dem Vergangenen geschieht durch Strukturbildung; aus der Fülle möglicher Relationen von Elementen wird selektiert und kombiniert. Struktur ordnet die einzelnen Elemente an, sie weist ihnen Funktionen zu und legt ihre Beziehungen und Operationen untereinander fest. Strukturen entstehen, wenn einzelne Ereignisse miteinander verknüpft und geordnet werden, z. B. zeitlich nacheinander in Bezug auf Hierarchien und Handlungsspielräume. Innerhalb der Strukturen sozialer Systeme entstehen Regeln, feste Abläufe, Verhaltensmuster oder Tabus.

Alle Elemente, welche in einem System mit Strukturen und Prozessen entstehen, können diesen beiden »Formen der Selektivitätsverstärkung« (LUHMANN 1988: 75), der Reversibilität bzw. Irreversibilität zugeordnet werden.

Prozess und Struktur stehen in Wechselwirkung zueinander. »Strukturen halten Zeit reversibel fest, denn sie halten ein begrenztes Repertoire von Wahlmöglichkeiten offen. Man kann sie aufheben oder ändern oder mit ihrer Hilfe Sicherheit für Änderungen in anderen Hinsichten gewinnen. Prozesse markieren dagegen die Irreversibilität der Zeit. Sie bestehen aus irreversiblen Ereignissen.« (ebd.)

Die Teilhabeplanung ist ein Prozess in der Hinsicht, dass sich die soziale Situation erst durch die Ereignisse zwischen den einzelnen Beteiligten herstellt – nicht wiederholbar und damit nicht mehr veränderbar. Teilhabeplanung ist jedoch geprägt durch Struktur, die historisch entwickelten Bedingungen, die bisherigen Vorstellungen von Hilfe/Nicht-Hilfe, vom Vorwissen über den ITP und Sprachregelungen. Die Beteiligten bauen auf ihren bisherigen Erfahrungen, ihren Gewohnheiten und Regeln, auf bewussten und unbewussten Wünschen, Hoffnungen und Erwartungen auf. Jede Aktivität der interagierenden Personen verändert die Situation, indem die Beteiligten ihre Wahrnehmung verändern oder festigen, indem sie Reaktionen provozieren, antworten oder nicht antworten usw. Mit jeder Aktion können also Situationen neu klassifiziert, kann Neues ausprobiert werden.

»Im Falle sozialer Systeme gelten uns Erwartungen als die Zeitform, in der Strukturen gebildet werden.« (LUHMANN 1988: 411) Erwartung, Prozess und Strukturen sind eng miteinander gekoppelt, da Erwartungen aus der Einengung des Möglichkeitsspielraums in der Zeit entstehen – etwas erwarten ist nur möglich auf dem Hintergrund von etwas Erwartbarem. Alle Beteiligten gehen davon aus, dass auf Handlungen (Kommunikationen, Ereignisse) Anschlusshandeln erfolgt und so eine erwartbare Zukunft hergestellt wird. Komplexität wird reduziert. »Erwartungserwartungen« im Sinne einer doppelten Kontingenz (vgl. ebd.: 412) nennt Luhmann den reflexiven Selbstbezug von Erwartungen – das In-Beziehung-Setzen eigener Erwartungen mit denen anderer, das Unterstellen von Orientierungen und Motiven. So erwartet z.B. eine Helferin von sich, ein erwartetes Verhalten (z.B. Absprachen nicht einhalten) nicht zu tolerieren, da es die Erwartungen an sich selbst (z.B. in Bezug auf konsequentes Handeln) durchkreuzen würde. (Rollen)Erwartungen prägen das Handeln. Die Reflexivität des Erwartens ermöglicht ein Korrigieren bereits auf der Ebene des Erwartens selbst; es muss nicht bis zum Eintreten des Ereignisses kommen; Strukturen werden bereits auf der Erwartungsebene reversibel.

Teilhabeplanung im Spannungsfeld von Inklusion und Exklusion, von Hilfe und Nicht-Hilfe

Das System der Teilhabeplanung hat – zumindest teilweise – innerhalb der funktional differenzierten Gesellschaft den in den vereinbarten und kodifizierten Zweck der Teilhabeplanung, es ist in dieser Hinsicht formal organisiert. Teilhabeplanung geht davon aus, dass die Nutzer und Nutzerinnen in erster Linie Verteilungs- und Inklusionsprobleme haben, dass sie an bestimmten sozialen Systemen nicht oder nur beschränkt teilnehmen können. Inklusion bedeutet in diesem Zusammenhang den Einschluss in die Funktionssysteme der Gesellschaft, z.B. Wirtschaft, Bildung, Recht, Arbeit etc. Wenn diese Inklusionsmöglichkeiten ausgeschöpft sind, kann an stellvertretende Inklusion gedacht werden, z.B. durch Sondersysteme wie Werkstätten für behinderte Menschen und bestenfalls den erneuten Versuch einer Rückführung in die primären Funktionssysteme. Soziale Arbeit legt nach KLEVE (2000: 118) den Schwerpunkt auf Exklusionen, welche »andere Exklusionen quasi durch eine Exklusionsdrift gefährden« – sie reagiert darauf, dass der Ausschluss aus einem System (z. B. keine Arbeit ...) dominoeffektartig weitere Ausschlüsse, Verteilungsprobleme und damit soziale Ungleichheit produzieren kann (kein Geld, kein Konto, kein Mietvertrag, keine Wohnung, keine Arbeit). Soziales Handeln wird damit auch soziale Probleme nicht ausschließlich als Abweichung von der Norm definieren, sondern die Teilhabemöglichkeiten fokussieren. Logischerweise geht die Erstellerin des ITP Exklusionsprobleme an; sie vermittelt zwischen dem Betroffenen und den Systemen, teilweise über die kompensatorische Leistung der stellvertretenden Inklusion, immer mit dem Ziel, sich zu erübrigen, die Inklusion in die primären Systeme wieder herzustellen (im Bewusstsein, dass der Verbleib in Ersatzsystemen ambivalent bleibt: es mindern sich dadurch individuelle Teilhabechancen; soziale Organisationen zementieren ihr eigenes stellvertretendes Inklusionssystem und können die Re-Inklusion verstellen).

Das System Teilhabeplanung vermittelt, es ist anschlussfähig

Das System der Teilhabeplanung kann als intermediäres System (ZAUNER 1999) betrachtet werden, also als System, welches zwischen den funktionalen Teilsystemen der Gesellschaft vermittelt. Es ist an den Schnittstellen verschiedener gesellschaftlicher Teilsysteme (Familie, Kommune, Hilfen zur Behandlung, zum Wohnen, zur Arbeit und Ausbildung, Leistungsträger etc.) angesiedelt und ist offen, also anschlussfähig gegenüber anderen relevanten Systemumwelten, vor allem gegenüber »normalen«, also gesellschaftlich inkludierenden Funktionssystemen wie Familie, Arbeitgeber, Verein etc. Die Teilhabeplanenden bewegen sich dazu intermediär – also zwischen den Systemen, sie kennen Anschlussmöglichkeiten und Brücken zur Hinführung.

Das System Teilhabeplanung ver-handelt, es konstruiert Sinn

Konstruktion von Sinn in sozialen Systemen bedeutet die Selektion von Informationen nach Präferenzordnungen und Systemlogiken. Sinn verweist also auf den Horizont anderer Möglichkeiten; auf die die »Differenz von aktuell Gegebenem und auf Grund dieser Gegebenheit Möglichen« (LUHMANN 2008: 232); Sinn erfordert immer eine »Mitvergegenwärtigung von anderen Möglichkeiten in dem konkreten Akt« (ebd.); das Mögliche kann, muss aber nicht überprüft werden, dann bleibt es latent.

Es ist nicht vorhersehbar, wie externe Beeinflussung z. B. der Nutzerin im Rahmen der Teilhabeplanung wirkt: Sie kann Selbstveränderung anregen – wie die externen Ereignisse im Rahmen der systemimmanenten Logik verarbeitet werden, bleibt jedoch letztlich offen. Neue Sichtweisen oder der Hinweis auf bisher unbeachtete Momente können zu neuem Sinn führen – soweit sie als relevante Informationen wahrgenommen werden. Auf diesem Hintergrund erklärt sich, dass Instruktionen oder be-handelnde Denkmodelle da an Grenzen stoßen, wo sie von den sich autopoietisch reproduzierenden personalen Systemen als nicht relevant im Sinne einer Selbstveränderung wahrgenommen werden. Teilhabeplanung wird also ver-handeln und versuchen, innerhalb der Kommunikation strukturelle Kopplung herzustellen und den Horizont anderer Möglichkeiten in den Blick zu nehmen.

Teilhabeplanung positioniert sich als Hilfe und Nicht-Hilfe

Symbolisch generalisierte Kommunikationsmedien selektieren auf der Basis ihrer systemspezifischen Rationalität Zielorientierungen und deren Verarbeitung in Kommunikation und Handlungen in binäre Differenzkategorien (z. B. Geld: zahlen – nicht zahlen). Ein Beispiel für eine binäre Codierung ist das Dilemma Sozialer Arbeit: Hilfe versus Kontrolle. Der gesellschaftliche Kontrollauftrag führt zum Kontrollparadox: je mehr Kontrolle, desto mehr entziehen sich die Kontrollierten. Soziale Arbeit ist deshalb darauf angewiesen, die eigene Kontrolle zu beobachten und zu reflektieren, die Kontrolle zu kontrollieren.

BAECKER (2007) schlägt für die Soziale Arbeit die Codierung Hilfe – Nichthelfen vor. Aus Sicht der Systemtheorie ist die Differenz also die entscheidende Frage in jedem einzelnen Fall: Helfen oder nicht helfen bzw. wie lange muss geholfen werden, bis sich jemand ohne Hilfe selbst helfen kann?

Baecker führt eine weitere Unterscheidung ein: Der Präferenzwert, also das Helfen, ist eher automatisiert, die Tendenz drängt zum Präferenzwert – die Reflexion durch den Referenzwert »Nicht-Helfen« ist deshalb so unentbehrlich.

Die strukturelle – also nicht Personen oder persönlichen Absichten zuzuschreibende – Ambivalenz Sozialer Arbeit bleibt: Es muss ein Kommunikationszusammenhang hergestellt, es müssen Rollen der sozialen Hilfe ausdifferenziert werden. Dazu muss Soziale Arbeit einzelnen Personen Probleme zuschreiben – sie quasi als Klienten markieren und damit stigmatisieren –, und zwar Probleme, die so beschaffen sind, dass sie durch Hilfe als potenziell lösbar erscheinen. Oder bietet Personen die Möglichkeit, sich selbst oder anderen Probleme zuzuschreiben, die dann ebenfalls durch die Hilfe des Hilfesystems lösbar erscheinen. Denn erst die Beobachtung von Defiziten, die durch die Hilfe behoben werden können, legitimiert das professionelle Helfen (vgl. Kleve 2006: 113).

Essenz der systemtheoretischen Sichtweise für die Praxis der Teilhabeplanung

Die reflexive Moderne (vgl. Beck/Giddens 1996) nimmt Abschied von Eindeutigkeit, Widerspruchslosigkeit, Kausalität oder Linearität, die fortan als Zufallsprodukte gelten. Das Organisationsprinzip hochkomplexer Systeme ist nicht Ordnung, sondern die Kombination von Unordnungen: Steuerung und Beeinflussung von bio-psychischen und sozialen Systemen sind mit »Rezept«-Lösungen und linearen Vorstellungen nicht zu leisten.

Ein Grundsatz, der in der Sozialen Arbeit Tradition hat, nämlich »anfangen, da wo die Nutzer stehen«, nimmt die Chancen auf, die im Ernstnehmen des Vorhandenen, des sich autopoietisch reproduzierenden Systems liegen. In Bezug auf Verteilungschancen und Partizipation von sich selbst steuernden bio-psychischer Systemen in sozialen Systemen heißt das: anfangen, wo das System steht, bzw. da wo die Beteiligten ihre konstruierten Wirklichkeiten reproduzieren.

In Planungs- und Veränderungsprozessen geht es eher um kontinuierliche Begleitung, Pflege und Kultivierung – ver-handeln – als um autoritatives Durchsetzen von Expertenwissen; als Maxime könnte dienen: »Handle stets so, dass du die Möglichkeiten erweiterst.« (Heinz v. Foerster).

»Das Gewicht eines Problems wird brutto notiert. Wir sind darin inbegriffen.« (Stanislav J. Lec) Das Bewusstsein für die Beteiligung der eigenen Person, der eigenen institutionellen Rahmungen und den eigenen blinden Fleck, die Selbst- und Fremdreflexion, sind dazu wesentlich erforderlich.

Systemzweck der Teilhabeplanung ist Inklusion. Teilhabeplanung will sich letztlich überflüssig machen; eine Reflexion der Nicht-Hilfe und

der Exklusion aus Ersatzsystemen ist deshalb unabdingbar. Handlungsorientierungen der Professionellen sind dann brauchbar, wenn sie
offen sind für das Nichteindeutige, das Paradoxe und Widersprüchliche; wenn sie die »andere Seite« der Leitdifferenz mit beobachten.
Teilhabeplanung als intermediäres Angebot erkennt die eigene kompensatorische Funktion, die stellvertretende Inklusion; sie ist offen für
und angewiesen auf strukturierte Rahmenbedingungen, aber auch auf
Freiheit des Agierens im Einzelfall. Sie beachtet die Wechselwirkung
von fördernden und hemmenden Faktoren und insbesondere auf in-
kludierende gesellschaftliche Teilsysteme.

Rahmenbedingungen – der »Praxistest Integrierte Teilhabeplanung«

Der Landeswohlfahrtsverband Hessen (LWV) ist als überörtlicher Trä-
ger zuständig für Eingliederung (Inklusion) von Menschen (rechtliche
Grundlagen: SGB V, SGB IX; SGB XII, UN-Behindertenrechtskonvention).
Im Rahmen der sogenannte Neuen Steuerung strebt die öffentliche
Verwaltung eine Transformation zum öffentlichen Dienstleister an:
Sie strebt geeignete Verwaltungs- und Organisationsstrukturen für
einen effizienten und effektiven Einsatz der vorhandenen finanziellen
und personellen Mittel an (kontrovers diskutiert z. B. in HODGE 1999;
LESSENICH 2003; SCHAARSCHUCH 2003; WENDT 2008; ANHORN et al.
2008).

Gründe für eine Umgestaltung und Ziele

Die breite Palette der Angebote sichert bisher nicht die individuelle Pass-
genauigkeit der Unterstützung: Nach wie vor sind viele Hilfeformen nur
als pauschale Gesamtpakete im institutionellen Rahmen erhältlich; eine
Unter- bzw. Überversorgung ist immer wieder die Folge.
Künftige Unterstützungs- und Hilfeformen sollen individualisierte
Dienstleistungen stärken und damit Prinzipien wie Gemeindenähe,
Teilhabe, Personenzentrierung, Normalisierung, Selbstbestimmung
und damit insgesamt den Bürgerrechten zur Durchsetzung verhelfen.

Im Verfahren sollte dies vor allem durch die Zusammenarbeit mit der leistungsberechtigten Person bei der Teilhabeplanung geschehen.

Ein Nebeneinander der Finanzierung: Bisher wurde Eingliederungshilfe in Hessen nur teilweise personenbezogen, z. B. über das Persönliche Budget (kommunale Zuständigkeit) überwiegend jedoch institutionsbezogen (sogenannte Hochzonung: Zuständigkeit des überörtlichen Sozialhilfeträgers auch für das Betreute Wohnen und alle stationären Hilfen durch Bildung von Hilfebedarfsgruppen 1–5) finanziert. Im Bereich der Teilhabe an Arbeit ist dies ebenfalls der Fall. Für andere Zielgruppen – etwa den Menschen mit sogenannten geistigen und mehrfachen Behinderungen – galten wiederum andere Finanzierungsmodelle.

Nachdem den öffentlichen Kassen steigende Fallzahlen bei begrenzten Ressourcen prognostiziert werden, sollte eine einheitliche Finanzierungssystematik in diesem Spannungsfeld Klarheit und Überschaubarkeit herstellen, einen Leistungsvergleich ermöglichen (Wettbewerb der Leistungserbringer, Auflösen von Anbieter-Monopolen) und durch die individuelle Bedarfsbemessung eine Umsteuerung auf flexiblere Unterstützungsangebote ermöglichen.

Das Nebeneinander mehrerer Hilfeplanverfahren von Metzler, IHP, IBRP »schubladisierte« Nutzerinnen und Nutzer nach (»vorrangiger«) Behinderungsart oder »versorgender« Institution wurde immer wieder als künstlich erlebt; ein Überstieg in Unterstützungsleistungen, welche durch ein anderes Verfahren eingeleitet wurden, war schwer möglich.

Ein einheitliches Verfahren der Teilhabeplanung, unabhängig von der Art der Behinderung, sollte alle anderen Instrumente des LWV ablösen.

Heutige Teilhabediagnostik beleuchtet insbesondere die behindernde oder fördernde Situation, welche die Teilhabe erschwert oder erleichtert und in Wechselwirkungen wiederum auf Funktionsstörungen oder Aktivitäten zurückwirkt. Grundlage der Teilhabeplanung sollte deshalb die »International Classification of Functionning, Disability and Health« der WHO, ICF, bilden. Die ICF stellt ein gemeinsames Verständnis und eine gemeinsame Sprache her. Ein Core-Set, also eine Auswahl aus dem Gesamtkatalog der ICF, sollte neben der Untersuchung der Körperfunktionen und Aktivitäten die Analyse des Umfelds und die Möglichkeit der Ressourcenerschließung ermöglichen.

Die Anforderung an den LWV ist komplex: Als überörtlicher Sozialhilfeträger soll er einerseits seine Aufgaben – im Sinne einer schlanken
Verwaltung – an Leistungserbringer delegieren und mit anderen Leistungsträgern kooperieren, andererseits jedoch die zentralen Stränge
der Steuerung kontrollieren können.

Das neue Verfahren sollte also dem LWV bzw. seiner Administration
die Steuerung innerhalb einer sich selbst steuernden Gesamtsystema-
tik ermöglichen; die zentralen Punkte Zugangssteuerung, individuelle
und institutionelle Zielvereinbarungen und Wirkungskontrolle sollten
sowohl auf der individuellen als auch auf der institutionellen Ebene
transparenter entwickelt werden. Regionale und überregionale Steuerung wurden zusammengeführt. Fortschreibung im Verlauf sollte die
Überprüfung von Zielerreichung, Nachhaltigkeit und Wirkungskontrolle ermöglichen. Leistungen anderer Rehabilitationsträger sollten
Berücksichtigung finden.

Die Implementierung durch das Projekt PerSEH – Personenzentrierte Steuerung der Eingliederungshilfe in Hessen

Im Rahmen der ITP-Entwicklung wurden folgende untereinander ver-
schränkte und in Wechselwirkung stehende Ziele angestrebt:

»I. ›Teilhabediagnostik‹ Einschätzen der Fähigkeiten und Beeinträchtigungen von Menschen mit Behinderung (neue Anforderung: ICF-
Konzept)

II. Prozess der Teilhabe/Hilfeplanung umsetzen: von der Einschätzung
der Problemlage und der Festlegung von Zielen auf dem Hintergrund
von Ressourcen, Beeinträchtigungen und Umfeldbedingungen die Planung der Hilfen beschreiben

III. Erarbeiten von Dienstleistungen/Arbeitsanteilen von Einrich-
tungen/Diensten, privaten wie ehrenamtlichen Anbietern auf der Basis
von Zielen und Wünschen der Klienten und Klientinnen

IV. Trägerübergreifende Koordinierung und Abstimmung zwischen
Teams/Einrichtungen und verschiedenen Angebotsbereichen (Wohnen, Arbeiten etc.)

V. inhaltlich angemessene, zeitbezogene, zielgruppenübergreifende und
kostenträgerübergreifende Finanzierungsgrundlage (Auflösung der unterschiedlichen Finanzierung stationär – ambulant, regelhafte Einbeziehung persönlicher Budgets)

VI. regionale Abstimmung der Bedarfe – regionale Planung und Sozialplanung« (nach Gromann: ppt-Präsentation für Multiplikatoren der
ITP-Schulungen)

Das Projekt der Erprobung in Zusammenarbeit mit zwei Leistungserbringern in Wiesbaden war folgendermaßen organisiert: Für die beteiligten Professionellen wurde ein Schulungskonzept nebst Begleitmate-
rial erstellt und ein Internet-Forum geschaltet. Projektgruppen wurden
eingerichtet; Einführungsveranstaltungen fanden statt. Parallel dazu
wurde das einheitliche Verfahren zur Finanzierung entworfen, also
der Bogen zur Zeiteinschätzung für die Einschätzung der individuellen
Finanzierungskomponente durch ein transparentes Verfahren in der
Teilhabekonferenz. Auf finanzieller Ebene wurden die Einrichtungen
und ihre Leistungen bewertet, mit allen Nutzern ein ITP erstellt, die
regionale Hilfeplankonferenz ausgeweitet, und eine Umstellung zum
Stichtag vorgenommen. Die Ergebnisse laufender Befragungen wurden
in Verbesserungen umgesetzt.

Herausforderungen an einen Integrierten Teilhabeplan (ITP):

- Der ITP unterstützt die »persönlichen Zukunftsplanung« von Klientinnen und (ind. Bedarf, Ziele, passgenaue Hilfen und Teilhabe).
- Er orientiert sich an den Ressourcen der Person und des Umfelds.
- Ein integrierter Teilhabeplan ist formal übersichtlich, ermöglicht
schnelle Orientierung, ist EDV-kompatibel und kann leicht ausgefüllt
werden. Eine Version in leichter Sprache senkt die Barrieren für die
Nutzer.
- Ein ITP ist integrativ in Bezug auf Methoden und Lebensfelder – nicht
im Hinblick auf Institutionen. Er fördert trägerübergreifende Koordinierung und Abstimmung der Leistungen, zeitbezogene Vergütung
(lockern bzw. aufheben der starren Grenzen zwischen ambulant und
stationär, Persönliches Budget) und regionale Planung in der gesamten
Eingliederungshilfe für Menschen mit Behinderung (körperliche, see-
lische, geistige Behinderung). Dem Leistungsträger ermöglicht er im
Zusammenwirken mit den anderen Elementen (Finanzierung und Teilhabekonferenz) die Einzelfallsteuerung und Angebotsplanung vor Ort,
auch in Kooperation mit anderen Leistungsträgern.
- Zielorientierung im Prozess (zeitlich – Planung für ein Jahr) ist gesetzlich verankert und »evidenzbasiert. Die unten stehende Abbildung
(nach Petra Gromann: ppt-Präsentation für Multiplikatoren der ITP-
Schulungen) könnte auch im Kreis angeordnet sein.

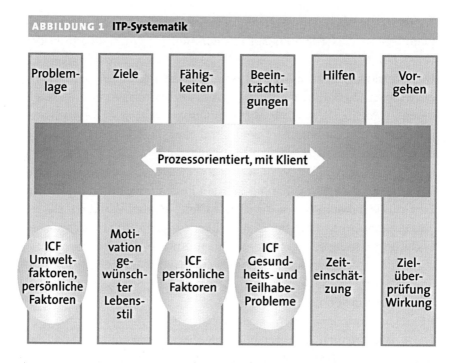

ABBILDUNG 1   ITP-Systematik

Problem-lage	Ziele	Fähig-keiten	Beein-trächti-gungen	Hilfen	Vor-gehen

Prozessorientiert, mit Klient

ICF Umwelt-faktoren, persönliche Faktoren	Moti-vation ge-wünsch-ter Lebens-stil	ICF persönliche Faktoren	ICF Gesund-heits- und Teilhabe-Probleme	Zeit-einschät-zung	Ziel-über-prüfung Wirkung

Der ITP ist ein komplexes Instrument, das grundsätzlich hohe Anforderungen an die Handlungskompetenzen der professionellen Mitarbeiter stellt. Er erfüllt die unter »Rahmenbedingungen – der ›Praxistest Integrierte Teilhabeplanung‹« genannten Kriterien und birgt – zusammen mit den anderen Instrumenten zur Finanzierung und regionalen Steuerung das Potenzial, die oben genannten verschränkten Ziele zu erreichen.

Problemstellung, Forschungsfragen und Vorgehen

Erste Forschungseinheit – Wie kommen die Ersteller mit dem ITP zurecht?

Forschung im gemeindepsychiatrischen Kontext bzw. zur Teilhabeplanung entwickelt sich gerade erst; das komplexe Feld stellt hohe Ansprüche an das Forschungsdesign. Gleichzeitig besteht die Gefahr unzulässig zu vereinfachen. Die Evidenz vieler Ergebnisse ist umstritten; Forschung nimmt deshalb einen breiten Raum innerhalb des Masterstudiums Gemeindepsychiatrie ein (RUF 2009: 110f.): Im Rahmen eines studienbegleitenden Handlungsforschungsprojekts führten wir mit der Leitfrage: »Wie kommen die Mitarbeiter und Mitarbeiterinnen mit dem ITP zurecht?« in einer Dreiergruppe eine quantitative Mitarbeiterbefragung durch, außerdem eine Gruppendiskussion von LWV-Mitarbeitern und zwei Gruppendiskussionen von Mitarbeitern der Leistungserbringer (nach HELFFERICH 2005: 161ff.).

Meine Hauptaufgabe war es, eine Zufallsstichprobe von 36 anonymisierten ITP zu untersuchen (vgl. LAMNEK 2005: 314). Die Dokumentation der erhobenen Daten erfolgte durch Eintragungen im Raster einer Excel-Tabelle nach Kategorienschema – nach den Kategorien Inhalt, Ziele, Nutzer-Orientierung, Sprache und Case-Management/verantwortliche koordinierende Bezugsperson und durch freie Eintragungen. Faktisch fand durch die Feststellung von Häufigkeiten auf dem Hintergrund des qualitativen Kategorienschemas eine Methodentriangulation statt – Quantitäten werden mit Qualitäten in Verbindung gesetzt oder sie erklären und begründen sich gegenseitig.

Im Rahmen der qualitativen Untersuchungen konnte dies beispielsweise heißen, im Rahmen des interpretativen Paradigmas »typische, als extrem-, ideal- oder durchschnittstypische Handlungsmuster zu identifizieren, (...) die zwar individuell festzumachen sind, aber keineswegs nur einmalig und individuenspezifisch wären« (LAMNEK 2005: 312). Oder es konnte bedeuten, durch die Kombination einzelner Items Zusammenhänge herauszulesen, die sich sonst nicht erschließen würden.

Das bedeutete, über das Auszählen einzelner Analysedimensionen/ Kategorien hinaus, z.B. aufzählen »natürlicher«, nicht psychiatrischer Hilfen, Handlungsmuster zu identifizieren, also beispielsweise über den gesamten ITP hinweg auf die Konsistenz des Inhalts zu achten oder alle Ziele im Hinblick auf die Nutzerorientierung oder Überprüfbarkeit zu bewerten.

Erste Ergebnisse und weiterführende Fragen

Bei aller Vorläufigkeit kamen die Planenden mit dem Instrument ITP zurecht; zu weiten Teilen gelang die Situationsbeschreibung, eine ergebnisorientierte Zielformulierung und Konsistenz in der Hilfeplanung, häufig wurde der Unterstützungsbedarf gut belegt.

Mein Interesse wurde vor allem durch folgende Befunde geweckt:

Besonders auffallend waren in diesem ersten Durchgang eklatante Unterschiede in der Benennung von Fähigkeiten und Ressourcen; nur die Hälfte der ITP enthielt im eigens dafür eingerichteten Feld Ressourcen, 25 ITP von 36 enthielten keine Fähigkeiten.

Bemerkenswert war auch die unterschiedliche Wahrnehmung der sozialraumorientierten Ziele: Zehn ITP gaben keinerlei natürliche Hilfen im Umfeld an, ebenfalls zehn gaben fünf und mehr natürliche Hilfen im Umfeld an.

Eine Festlegung der Fall-Verantwortung (Case-Management, koordinierende Bezugsperson) schien bei der Erstellung der ersten ITP nicht üblich zu sein.

Integrierte, also alle Lebensbereiche umfassende, leistungserbringerübergreifende Hilfeplanung gelingt teilweise, ist jedoch nicht regelhaft üblich, eine leistungsträgerübergreifende Kooperation findet selten statt.

Immer wieder findet sich angebotsorientierte Planung, ausgerichtet an bereits laufenden Maßnahmen oder bestehenden Institutionen.

Die Ergebnisse des Handlungsforschungsprojekts regten neue Fragen an:

- Wie kommt es, dass die ITP-Ersteller die Fähigkeiten und Ressourcen ihrer Klienten so unterschiedlich wahrnehmen?
- Welche Haltung bringen ITP-Erstellern mit, denen integrierte Hilfeplanung eine Selbstverständlichkeit ist – und jene, die ausschließlich für ihren eigenen Bereich planen?
- Was sagen die Integrierten Teilhabepläne über die Handlungsmaximen und -kompetenzen ihrer Ersteller aus?

Diese auf die Mitarbeiter und Mitarbeiterinnen, ihr implizites Orientierungswissen und ihre Handlungskompetenzen ausgerichteten Fragen wurden in der Masterarbeit beleuchtet.

Methodenwahl

Ausgangspunkt für die weitere Forschungsarbeit sollten Sichtweisen und Handlungsmuster der ITP-Ersteller und -Erstellerinnen sein. Im Rahmen qualitativer Forschung sollten die verschriftlichten Äußerungen in den Integrierten Teilhabeplänen als »geronnene Formen symbolisch vorstrukturierter Gegenstände« (HELFFERICH 2005:19) gelten. Die ›geronnene‹ Sprache erschwert allerdings den Zugang zur »Indexikalität«, zur Kontextgebundenheit von Aussagen (ebd.: 21), die in einem Gespräch durch Kinesik, Proxemik, Prosodie, Blickverhalten und zeitlicher Platzierung (Pausen, Simultansprechen), die Dramaturgie (BOHNSACK 2003: 138) offensichtlich wird. Die schriftlichen Äußerungen im ITP sind zwar variabel, jedoch nicht zufällig, weil sie als Einzelerscheinung oder Indikator Muster und Konzepte bezeichnen können bzw. Ausdruck für vorhandene Konstruktionen sind.

In jedem Fall stellt sich der Ersteller eine Leserschaft vor. Ein ITP ist ja ein Fachdokument, das den Zweck der Teilhabeplanung verfolgt. Die teilhabeplanende Person wählt aus den vorgegebenen »Selektionshorizonten von Information« aus (LUHMANN 2008: 294), der ITP soll den »richtigen Ton« treffen zwischen spezialisiertem Fachdokument und Allgemeinverständlichkeit, für alle Leser – insbesondere für die Nutzer barrierefrei, er soll eine »lesbare Karte« darstellen. Diese Informationen bieten Anschlussmöglichkeiten für weitere Information und werden so zu einem kohärenten Ganzen. »Indexical expressions« (ebd.: 312) oder »Fokussierungsmetaphern« (BOHNSACK 2003: 38) als Merkmal aller sprachlichen Äußerungen erlauben Deutung, sie schaffen Mehrdeutigkeit und verweisen auf einen konstruierten Verstehenshorizont.

Im Verlauf der Gruppendiskussion wurden über die Organisation des Diskurses Orientierungen im Alltagswissen und -handeln deutlich, also gemeinsame und kollektive Muster des Wahrnehmens, Denkens und Handelns. Das Erkenntnisinteresse war darauf gerichtet, das implizite Selbstverständnis der Teilhabeplanenden explizit zu machen.

Das Erkenntnisinteresse bei der Analyse von Gruppendiskussion und den integrierten Teilhabeplänen war darauf gerichtet, das implizite Selbstverständnis der Teilhabeplanenden explizit zu machen.

Wissenschaftliche Aussagen bilden nicht die Realität ab, sondern sie beschreiben die Konstitutionsprozesse von Wirklichkeit. Sie können verglichen werden mit einer Landkarte, die das Territorium beschreibt – mehr oder weniger detailliert; sie dürfen jedoch nicht verwechselt werden mit dem Territorium selbst (vgl. BATESON 1983: 580). Die gedeutete Wirklichkeit ist interpretierte Wirklichkeit – (re-)konstruiert.

Als Anspruch an eine brauchbare Methode für diese Arbeit leitete sich Folgendes ab: Sie musste die in der Hintergrundfolie beschriebene theoretische Komplexität widerspiegeln, methodisch die kontingenten Möglichkeiten und Dimensionen und deren mehrfaches Ineinandergreifen, die Beobachtung der Beobachterin sowie die Prozessstruktur einschließen.

Prozesshaftes Forschen ist kompatibel mit einer konstruktivistischen Sichtweise: Es heißt anzuerkennen, dass die Forscherin im Akt des Forschens Teil des Prozesses ist und an der Konstruktion von Wirklichkeit und Wirklichkeitsdefinitionen mitwirkt (LAMNEK 2005: 349). Bezüglich der Grundhaltung werden an die Forschung dieselben Anforderungen gestellt wie oben genannt: zurückhaltend in der Bewertung, nicht prädeterminierend und transparent.

Im Hinblick auf die Evaluation des vorhandene Materials der Gruppendiskussion und der ITP sollte das Verfahren ein vertieftes »Aufschließen« der einzelnen ITP sowie einen Vergleich zwischen unterschiedlichen ITP sowie den Zugang zu Orientierungsmustern (also Bereiche mit gemeinsamen und kollektiven Interessenspunkten, welche sich auf die Wahrnehmung, das Denken und Handeln auswirken) sowie eine Typisierung (als Relation zwischen spezifischen Orientierungen und Erfahrungshintergrund) ermöglichen.

Zunächst hatte ich vor, nach der qualitativen Inhaltsanalyse von MAYRING (2008) zu verfahren. Das hätte eine Weiterentwicklung der Kategorien und Codierung mittels Quantifizierung des Textmaterials bedeutet. Mayring bezieht sich immer wieder auf Bohnsack, z. B. wenn es um die Bildung von Gegenhorizonten und die sukzessive Aufnahme kontrastierender Extreme in die Stichprobe geht.

Nachdem es in meinen Forschungsfragen weniger um Quantitäten als um den qualitativen Vergleich und eine evaluative Typisierung gehen sollte, habe ich mich für die dokumentarische Methode der rekonstruktiven Sozialforschung von BOHNSACK (2007) entschieden. Mir schien besonders seine Idee brauchbar, konjunktive, also kontextuelle und implizite Erfahrungsräume zu erschließen und kollektive Orientierungen zu rekonstruieren.

Das beruflich eingesetzte Wissen der ITP-Ersteller ist einerseits reflektiert, steht jedoch in Wechselwirkung zum Handeln aus kollektiven Orientierungsschemata. Im Rahmen der qualitativen Untersuchungen des interpretativen Paradigmas bedeutet dies, »typische, als extrem-, ideal- oder durchschnittstypische Handlungsmuster zu identifizieren, (...) die zwar individuell festzumachen sind, aber keineswegs nur einmalig und individuenspezifisch wären« (LAMNEK 2005: 312). Oder es bedeutet, aus einzelnen Items Zusammenhänge herauszulesen, welche erst durch die Kombination interessant werden.

Ich nutzte das gewonnene Vorwissen, um abduktive Vermutungen zum Ausgangspunkt meines weiteren Vorgehens zu machen. Die Tradition von Mannheims Wissenssoziologie und Luhmanns Theorie Sozialer Systeme begründen die methodische Kontrolle der Standortgebundenheit der Forschenden, also des »blinden Flecks«; der Kontingenz soll durch eine empirische Erweiterung des »Denkraums« (NOHL 2007: 274) über einen mehrfachen Wechsel der Analyseeinstellung und die Beschreibung von Prozessstrukturen der Forschung selbst (wie werden Motivzuschreibungen hergestellt?) Rechnung getragen werden. Bohnsack nennt als theoretische Grundlage seiner dokumentarischen Methode die Ethnomethodologie, die sich auf kollektive Orientierungen, das »›Gemachtsein‹ sozialer Tatbestände bezieht« (NENTWIG-GESEMANN 2007: 277).

Der »Umweg« über die nicht sprachliche Form des ITP macht die Deutung schwieriger: Nachfragen, um Zusatzinformationen zu gewinnen ist nicht möglich, »Zwischentöne« Mimik, Gestik und Beziehung können nicht erlebt werden, in einem Formblatt stehen kaum »weiche« Aussagen, die Asymmetrie der Situation – hier die Ersteller, dort die Auswerterin – wird sehr deutlich. Andererseits gibt es auch in der üblichen sprachlichen Kommunikation verschlüsselte oder implizite Botschaften, deren Bedeutung weder eindeutig noch auf direktem Weg zu erkennen ist. Deshalb ist es prinzipiell nachrangig, ob der zu verstehende Sinngehalt im direkten Sozialkontakt oder indirekt über schriftliche Aussagen erschlossen wird (vgl. LAMNEK 2005: 480). Hier war der Vorteil gegeben, dass ich mich auf bereits geordnetes und interpretiertes Material beziehen und zusätzlich die Gruppendiskussion der Leistungserbringer/ITP-Ersteller hinzuziehen konnte.

BOHNSACK et al. (2007) gehen davon aus, dass mittels der Abduktionsmethode das den Erforschten bekannte, aber bisher nicht explizierte

Wissen zur Explikation gebracht, die »Rationalität« sozialen Handelns expliziert werden kann. Die »(Leit-)Differenz« der dokumentarischen Methode (ebd.: 15) bezeichnet den wörtlichen oder »immanenten« Sinngehalt und den dokumentarischen Sinngehalt (also das »konjunktive Wissen« als milieuspezifisches Orientierungswissen). Es geht also um ein Brechen mit dem Common Sense, um eine Rekonstruktion, das Explizitmachen des impliziten handlungsleitenden Wissens und des Modus Operandi im Hinblick auf Rollenverständnis, Kompetenzen etc. (vgl. Forschungsfragen), den sogenannten Dokumentsinn.

Bildlich kann mein Vorgehen vom Beginn des Handlungsforschungsprojekts an so dargestellt werden:

ABBILDUNG 2   Methodisches Vorgehen

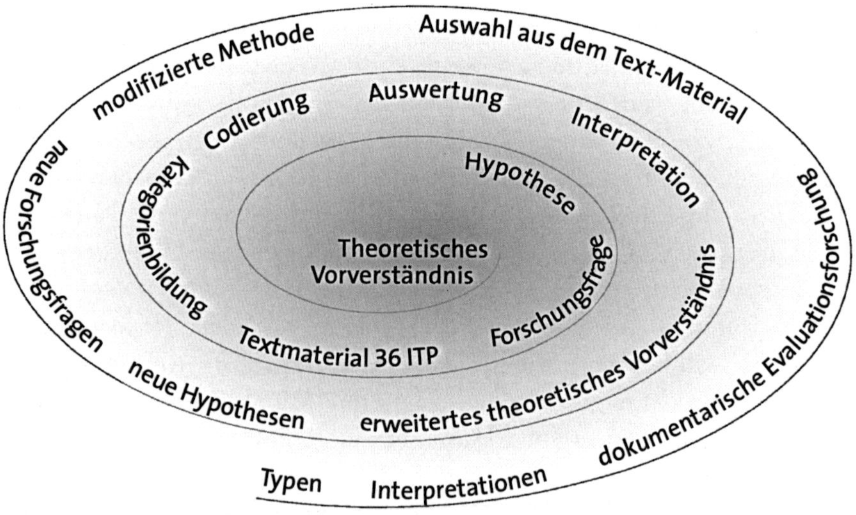

Die dokumentarische Methode von Bohnsack

Mithilfe der dokumentarischen Methode (BOHNSACK et al. 2007) bereitete ich also das Datenmaterial aus den ITP so auf, dass sich Orientierungsmuster und Typen mehrdimensional konstruieren und idealtypisch beschreiben ließen.

Die komparative Analyse ist »sowohl für die Generierung, die Abstraktion und die Spezifizierung eines Orientierungsmusters wie auch

für die methodische Kontrolle der Standortgebundenheit konstitutiv«
(BOHNSACK 2007: 236).

Bohnsack und seine Mitautoren (BOHNSACK et al. 2007: 9 ff.) interes-
sieren kollektive Orientierungen; die mehrdimensionale Typenbildung
gliedern sie in drei Schritte, die sich mit Hinzunahme des neuen Materials wiederholen, sich – vergleichbar mit dem Vorgehen der Grounded
Theory (POLIT et al. 2004: 368) – überlagern und das Vorhergehende
anreichern oder in ein neues Licht setzen.

Die reflektierende Interpretation: Hier geht es um die Beobachtung erster Ordnung, um Was-Fragen; vorhandene Orientierungsschemata im
Bereich des institutionalisierten und rollenförmigen Handelns werden
beschrieben, institutionalisierte Erwartungen und tradierte Modi haben hier ebenso ihren Platz wie zweckrationale Fragen und Motivzuschreibungen des Common Sense.

Die sinngenetische Typenbildung – Wie-Fragen: ein abduktives Vorgehen soll eine Abstraktion, die Generierung des Typus durch fall-
übergreifende und fallinterne komparative Analyse ermöglichen. Die
Betonung des Milieucharakters möchte die »konjunktive Bedeutung«,
den »konjunktiven Erfahrungsraum« und das »kollektive Gedächtnis« abstrahieren (praxeologisches Vorgehen). Der Schritt der Spezifizierung soll den Sinn einer Handlung oder Äußerung, das generative
Muster »Modus Operandi« –, den Habitus, das Sinnmuster herausfil-
tern (sinngenetische Spezifizierung).

Die soziogenetische Typenbildung verortet den Typus innerhalb eines
Typs, indem sie die Beziehungen zu und die Abgrenzung von anderen
Typen innerhalb des Erfahrungsraums eines Orientierungsrahmens
generiert. Ziel der praxeologischen Typenbildung ist es, »Typiken
zu generieren, die nicht einzelne Fälle, sondern vielmehr Erfahrungsdimensionen bzw. -räume voneinander unterscheiden und damit ermöglichen, die Soziogenese von Orientierungen zu beschreiben und
zu erklären. Erst der Zugang zu einander überlagernden konjunktiven
Erfahrungsräumen einzelner Fälle durch die komparative Analyse mit
anderen Fällen ermöglicht, valide und generalisierungsfähige Typiken
zu bilden und in eine mehrdimensionale Typologie zu integrieren«
(NENTWIG-GESEMANN 2007: 289). Im konkreten Fall sollen Orientierungen der Professionellen rekonstruiert werden – gemeinsame und
unterschiedliche Horizonte sowie das Tertium Comparationis (das
Dritte) dienen der Relationierung bis zur Generalisierung des Typus.

Die Interpretation schließlich beschreibt die Bedingungen der Sozialisations-, Bildungs- oder Organisationsgeschichte, in denen die interaktive Genese des Typus zu suchen ist; sie verwebt die thematischen Stränge zu einem integrierten Gesamtbild.

»Von zentraler Bedeutung ist in diesem Zusammenhang zum einen die Kontrolle der standortgebundenen Interpretationen des Forschers und zum anderen die wiederholte Konfrontation der abduktiv gebildeten Hypothesen mit dem gesamten Datenmaterial in Form einer fallvergleichenden Analyse. Erst durch die vergleichenden Interpretationsdurchgänge durch das Datenmaterial erweist sich, ob abduktiv gebildete Schlüsse den Stellenwert tauglicher, brauchbarer Hypothesen haben – ob sie sich ›bewähren‹. Dabei kommt es darauf an, die gewonnenen Erkenntnisse immer wieder zu differenzieren und zu revidieren.« (NENTWIG-GESEMANN 2007: 289)

Bei der dokumentarischen Evaluationsforschung in der Masterarbeit ging es darum, handlungsleitende Orientierungen herauszufiltern, die in die praktische Soziale Arbeit einfließen.

Datengrundlage und Stichprobe

Insgesamt bezieht sich die weitere Forschungsarbeit auf die vorhandene Stichprobe der 36 ITP und die Gruppendiskussion der Leistungserbringer. Bohnsack empfiehlt die Auswahl der zu interpretierenden Dokumente nach »Relevanz, genauer: nach dem Fokuscharakter der hier behandelten Thematik für die Erforschten selbst. Das heißt, wir suchen nach Erlebnis- und Orientierungszentren« mit interpretatorischer und metaphorischer Dichte, also »Fokussierungsmethapern« (BOHNSACK 2007: 233). Die Zusammensetzung des Samples erfolgt also nicht nach statistischer Repräsentativität, sondern nach Maßgabe theoretischer Überlegungen (theoretical sampling). Methodisch wurde fallübergreifend sowie fallintern vergleichend analysiert, d.h. das Material wurde danach ausgewählt, dass Gemeinsamkeiten und Differenzen – also untypische Fälle – als Vergleichshorizonte für die Generierung von Typen auftraten. Alle Dimensionen der Vergleichsfälle können nie berücksichtigt werden, die Rekonstruktion bestimmter Erfahrungsdimensionen wird durch die Forschungsfragen gelenkt. »Ein großes Vergleichspotenzial wird (...) nicht durch eine große Anzahl, sondern durch ›sorgfältig ausgewählte Fälle‹ erzielt.« (NOHL 2007: 262)

Auswahl des Datenmaterials

Die Auswahl des geeigneten Materials für die neuen Forschungsfragen war bereits Teil der Suchstrategie, da sich aus den Ergebnissen des Handlungsforschungsprojekts neue Vergleichshorizonte ableiteten. NENTWIG-GESEMANN (2007: 289) bezieht sich auf PEIRCE (1991), wenn sie eine abduktive Vermutung als »extrem fehlbare Einsicht« bezeichnet, als »einen Schluss von einem überraschenden, unerwarteten Wahrnehmungsereignis (›percept‹), das der Forscher auf der Grundlage seines bisherigen Wissens und der damit verbundenen typisierten Wahrnehmungen (›percipuum‹) nicht befriedigend einordnen und damit deuten kann, auf eine neue erklärende Regel. Das abduktive Schließen hat also durchaus experimentellen Charakter und beruht wesentlich auf einem kreativen, divergenten Umgang mit empirischen Daten und Theorien (...) die Abduktion ist keine Methode, aufgrund welcher genau angebbarer Schritte jeder zu einem bestimmten Ergebnis kommt, sondern eine Einstellung, eine Haltung, tatsächlich etwas lernen zu wollen (...) In diesem Sinne setzt die Typenbildung der dokumentarischen Methode (...) bei der Rekonstruktion von Sinn- und Orientierungsmustern der Erforschten selbst« an.

Hypothese und neue Forschungsfragen auf dem Hintergrund des erweiterten theoretischen Vorverständnisses

Die Hypothese

Es gibt ein »konjunktives (also auf gemeinsamer Praxis beruhendes, P. R.) Orientierungswissen« (BOHNSACK et al. 2007: 14), das individuelle und kollektive Erfahrungsräume bedingt, welche die Handlungspraxis der teilhabeplanenden ITP-Ersteller mitbestimmen. Dieses Wissen beeinflusst die Erstellung der ersten ITP; es lässt sich im Sinne einer Evaluation thematisch fassen und rekonstruktiv interpretieren. Leitdifferenzen der Professionellen und Qualitätsaspekte werden deutlich.

Die Forschungsfragen

Was sagen die ITP–Ersteller in der Gruppendiskussion und in den ITP aus über

- ihr Berufsrollenverständnis
- ihre Sinnhorizonte bzw. Leitdifferenzen
- ihr Bild von den Nutzern und
- ihr Verständnis von Teilhabeplanung
- über die Praxis der Kommunikation bei der Teilhabeplanerstellung
- ihre Kompetenzen
- den ITP als Medium der Teilhabeplanung und Hilfebeantragung

Wie ist das Gesamtprojekt PerSEH/Praxistest in Wiesbaden zu bewerten?

Vorgehen

Abduktive Vermutungen führten zur Auswahl von »typischen« und »untypischen« Teilhabeplänen und des Gruppeninterviews mit den teilhabeplanenden ITP-Ersteller und ihrer Analyse in einer Gesamtschau. Ausführlich dokumentiert sind die einzelnen, unter 3.3 genannten Verfahrensschritte anhand von Praxisbeispielen und Ankerzitaten in der Masterarbeit auf den Seiten 121–162.

Ergebnisse und Interpretation

Grundsätzlich kann die Hypothese als bestätigt angesehen werden: Im Rahmen der rekonstruktiven Forschung konnten Einblicke gewonnen werden in implizites Orientierungswissen, das handlungsleitend für die Praxis ist. Es gibt ein »konjunktives (auf gemeinsamer Praxis beruhendes, P. R.) Orientierungswissen« (BOHNSACK et al. 2007: 14), das individuelle und kollektive Erfahrungsräume bedingt, welche die Handlungspraxis der ITP-Planenden mitbestimmen.
Nachfolgend soll das Implizite sichtbar gemacht, als Ergebnis präsentiert und interpretiert sowie Hinweise für die Weiterentwicklung gegeben werden.

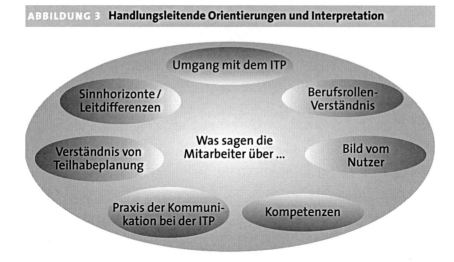

ABBILDUNG 3 Handlungsleitende Orientierungen und Interpretation

Bilder der Teilhabeplanenden vom Nutzer, von der Nutzerin

Zusammenfassung Die Professionellen äußern intensiv den Wunsch, die Klienten ganzheitlich und ressourcenorientiert zu verstehen. Allerdings: Erfahrungsräume prägen die Wahrnehmung; Nutzer und Nutzerinnen werden nicht vorrangig als Bürger und Bürgerinnen wahrgenommen, sondern in dem Ausschnitt, der im Kontext des jeweiligen Erfahrungsraums der Teilhabeplanenden von Bedeutung ist, z. B. in der Werkstatt für behinderte Menschen als funktionierende Arbeitskraft; als langjährig im Wohnheim Lebende von unerfüllbaren Wünschen getrieben, ohne Perspektive. Defizite der Nutzern werden sehr deutlich wahrgenommen (z. B. »Frau X ist nur eingeschränkt belastbar«), während die Ressourcen nur in ca. der Hälfte der ITP eine planungsrelevante Rolle spielen. Es gibt jedoch auch die Sichtweise der kompetenten und aktiven Nutzer, die in Begleitung Wege in ein eigenständigeres Leben finden.

Interpretation Die Brille der Erfahrungsräume schränkt das Gesichtsfeld der Planenden deutlich ein (im Wohnheim wird z. B. nur der Lebensausschnitt des Wohnens wahrgenommen). Innerlich sind die Mitarbeiter noch geprägt von einem Defizitmodell, das noch nicht von einem Teilhabemodell abgelöst wurde. Nutzer und Planende teilen die defizitäre Sichtweise: es kommt zu symmetrischen Reaktionen: ein Circulus Vitiosus der Selffullfilling Prophecy bzw. »Krankenkarrieren« können die Ergebnisse sein.

Hinweise zur Weiterentwicklung/zum Handeln Professionelle machen sich Bilder der Welt, des Hilfesystems, der Nutzerin oder des Nutzers. Aufgabe wäre es, Erfahrungsräume und Bilder zu reflektieren und zu relativieren; soziale Diagnosekonzepte zu überprüfen. Die Methoden des Empowerment wie Kompetenzdialog zur Ressourcenwahrnehmung (Zeiten des Lebensgelingens, Settings des Gelingens; Beziehungen des Gelingens etc.) bieten praktische Ansatzpunkte für das Handeln.

Sinnhorizonte/Leitdifferenzen der Teilhabeplanenden

Zusammenfassung Die ITP-Planenden zeigen eine überwiegend teilhabefördernde Haltung sowie ein Gespür für fördernde und stärkende Handlungen. Ressourcenorientierung ist bei einem Teil der Professionellen handlungsleitend, der andere, etwa gleich große Teil verharrt in der Defizitorientierung oder verhält sich indifferent. Auffallend häufig ist folgende Komplexitätsreduktion: die Orientierung an Hilfe (z. B. mit Tätigkeiten wie anleiten, entlasten, vermitteln) *oder* Nichthilfe (ermutigen, planen, vorbereiten, heranführen), an Kontrolle (z. B. mit Tätigkeiten wie auffordern, kontrollieren, intervenieren) *oder* Selbstbestimmung (z. B. Tätigkeiten wie anbieten, rückmelden, thematisieren, informieren, bereitstellen), an Funktionieren (einteilen, heranführen, notieren) *oder* den eigenen Weg finden (Tätigkeiten wie informieren, beleuchten, ermöglichen, Raum geben).

Interpretation Grundsätzlich verstehen die Mitarbeiter und Mitarbeiterinnen die Zusammenarbeit mit den Klienten und Klientinnen als koproduktiven Leistungserstellung im Spannungsfeld von Selbstbestimmung und Unterstützung – wo dies in der Umsetzung gelingt, erleben sie die Befriedigung, ihre Aufgabe gut gemeistert zu haben.

Sinnhorizonte, Leitdifferenzen sind als Prozessstrukturen veränderbar, d. h. es kann erlernt werden, die Lebenswelt nach bisher nicht beachteten, nach weniger leidvollen Möglichkeiten abzusuchen, die Wirklichkeit mit dem »Möglichkeitssinn« zu betrachten (KLEVE 1996: 16 nach MUSIL 1930/42). Die Teilhabeplanenden können neben dem Präferenzwert auch den Referenzwert, die andere Seite der Leitdifferenz beleuchten: die Hilfe *und* die Nicht-Hilfe, die Defizite *und* die Ressourcen, das kompensatorische Umfeld *und* die natürliche Umwelt, Fürsorge *und* Selbstbestimmung etc. Damit vermeiden sie dauerhafte Einseitigkeiten oder Orientierungen, die eher von den Erfahrungsräumen bestimmt sind.

Hinweise zur Weiterentwicklung, zum Handeln Orientierungen an einer Seite der Leitdifferenz im großen Komplex von Hilfe/Nicht-Hilfe sind vor allem in Anfangs- oder Endphasen legitim oder ausschließlich angezeigt. In einem längerfristig verlaufenden Prozess sollten dauerhafte Einseitigkeiten, blinde Flecken, reflektiert werden.

Das Planungsverständnis der Teilhabeplanenden

Zusammenfassung Die im ITP vorgenommene Trennung von übergreifenden Zielen und »smarten« Zielen ist ungewohnt – und vor allem die schlüssige Planung und Umsetzung. Ziele bleiben immer wieder im Allgemeinen, sie werden als Wünsche oder Soll-Vorschriften formuliert, hin und wieder mit Maßnahmen verwechselt.

Es ist den ITP-Erstellern ein Anliegen, dass die Nutzer ihr Ziel erreichen können, da sie um die Frustrationen beim Verfehlen eines Ziels wissen. Allerdings werden Ziele auch häufig aus Institutionssicht – möglicherweise unter Auslastungsgesichtspunkten – formuliert: z.B. Frau X. arbeitet 36 Wochenstunden in der WfbM (obwohl sie bereits mit einer Teilzeitstelle sehr gefordert ist).

Integrierte Teilhabeplanung als eine Zusammenschau aller Lebensbereiche ist nicht selbstverständlich.

Interpretation Auch Nicht-Zielsetzung oder verallgemeinernde Ziele, z.B. »Entwickeln von Selbstständigkeit« oder »Krankheitsbewältigung« haben eine Funktion: Es muss keine Festlegung getroffen werden, die Andeutung einer Weiterentwicklung lässt Spielraum: das Ziel kann kaum verfehlt werden – angesichts des Personenkreises in der Gemeindepsychiatrie, der Annahmen von Realität und Rationalität infrage stellt, ist das eine naheliegende Variante (BREMER 2008: 19) – die nicht geplanten, nicht linearen Veränderungen, Rückschritte und Schwankungen sind quasi vorausschauend inbegriffen.

Kleine Erfolge im Verlauf werden jedoch bei diesem Vorgehen weniger deutlich; Misserfolge können weniger durch veränderte Strategien zu Erfolgen umgemünzt werden konnten. Abhängig von Nutzerin und Helferin prägen entweder sehr niedrige oder sehr idealistische Erwartungen und Erwartungserwartungen die Teilhabeplanung. Eine Überprüfungsmöglichkeit durch die Betroffenen, Planenden und Außenstehende ist nicht gegeben (hier ist umgekehrt transparent zu machen, wer zu welchem Zweck überprüfen muss und welche Daten er dazu braucht).

Das Erfinden von Zukunft (i. S. eines Zugriffs auf noch nicht Eingetretenes im Rahmen des heterogenen Zeitverständnisses) war nicht nötig in Zeiten, als Heim gleichbedeutend mit Heimat war (vgl. EGETMEYER et al. 2003). Mit den Nutzern »unrealistische« Wünsche (z. B. Frau X. wünscht sich eine Partnerschaft mit einer unerreichbaren Person) in umsetzbare Ziele zu transformieren, ohne ein »Sollen« vorzuschreiben, ist eine anspruchsvolle, aber für alle Beteiligten lohnende Aufgabe.

Hinweise zur Weiterentwicklung, zum Handeln Teilhabeplanung steht und fällt mit der Formulierung von Zielen, die verständlich, attraktiv, bedarfsorientiert und erreichbar sind; Differenzen bzw. der Einigungsprozess unter den Beteiligten sollten mehr als bisher dokumentiert werden (Bayern und Rheinland erwarten dazu verbindlich Aussagen der Nutzer und Nutzerinnen).

Der Prozess bis zu einer durchgängigen und positiven Zielformulierung, die »smart« ist (s = spezifisch konkret, m = messbar, a = akzeptiert, angemessen, anspruchsvoll, r = realisierbar - nicht »realistisch«: das wäre eine Bewertung der Person; t = terminiert) wird einige Zeit in Anspruch nehmen. Auch die Abkehr von Zielen, welche die institutionelle Form der Erbringung enthalten, bedarf dauerhafter Aufmerksamkeit.

Die Planenden brauchen Unterstützung bei der Formulierung klarer Indikatoren (Anzeiger der Zielerreichung) und bei Operationalisierung (Wer? Was? Wann? Wo?) von Zielen mit den Nutzern – z. B. im Rahmen der Hilfeplankonferenz oder bei Schulungen. Auch im ITP sollte deutlich werden, wo ver-handeln statt be-handeln stattgefunden hat (GROMANN 2009).

Persönliche Zukunftsplanung ist bisher nicht Teil von Ausbildungscurricula und Studienplänen – es muss also situationsbezogen erlernt werden.

Mithilfe einer überprüfbaren Zielerreichung können sozial Tätige die Ambivalenzen des eigenen Helfens leichter durchschauen – nämlich die Gefahr, dass Hilfe Muster ausbilden kann, die gerade nicht Hilfe sind und zu nicht intendierten Effekten führt, z. B. endlose Hilfen, Unselbstständigkeit, Inaktivität und Abhängigkeit, aber auch Autonomie mit der »Nebenwirkung« Vernachlässigung oder Integration ins gemeindepsychiatrische Subsystem anstatt in die Kommune. Helfer nehmen das Unbrauchbarwerden ihrer Deutungen wahr und konstruieren passendere neue Sichtweisen, sie sind also bereit zur Modifikation des »systeminternen Konstrukts«, also zu einem Wandel zweiter Ordnung.

Die Praxis der Kommunikation bei der Erstellung des integrierten Teilhabeplans

Zusammenfassung Differenzierte Kommunikation ist den Professionellen ein Anliegen. Wenn es ihnen nicht gelingt, ressourcenorientiert zu kommunizieren und wenn sie dadurch Motivationsverlust bei den Nutzerinnen auslösen, empfinden sie Ungenügen. Sie stellen sich vor, dass die Kommunikation bei nicht erreichten Zielen schwierig ist.

Für einrichtungsübergreifende Kommunikation bezüglich der Koordination und Abstimmung aller Hilfeleistungen im Vorfeld der Hilfeplan-/Teilhabekonferenz gibt es kein eingeübtes und von allen Beteiligten akzeptiertes Vorgehen (bei 36 ITP, auf S. 1, 2, wurde nur viermal die Abstimmung in Fall-/Hilfeplankonferenzen angekreuzt). Die Form einer die Lebensbereiche übergreifenden Teilhabeplanung in Kooperation von Nutzern, Teilhabeplanerin mit den anderen Leistungserbringern ist letztlich nur gewährt, wenn es Abstimmungsgespräche und Abstimmungsregeln gibt.

Die Kommunikation aller Sozialleistungsbereiche untereinander (im Sinne eines Gesamtplanes und unter besonderer Berücksichtigung sozialrechtlich vorrangiger Leistungen) ist noch nicht ins Bewusstsein gedrungen. Spätestens bei der Antragstellung machen die anderen Leistungsträger deutlich, dass sie die Federführung übernehmen.

KLEVE (2003: 10) führt die Bedeutung der Kommunikation als strukturelle Kopplung unterschiedlicher Systeme über die Sprache in der systemtheoretischen Sichtweise aus: »Für den Hilfeprozess brauchbare Beschreibungen, Bedeutungen oder Bewertungen der Probleme müssen (...) kommunikativ im Hilfesystem, an dem sowohl KlientIn als auch SozialarbeiterIn beteiligt sind, erst erarbeitet werden.« Die Anerkennung von Verschiedenheit, die Lebensplanung und Zielüberprüfung sind nur kommunikativ möglich.

Teilhabeplanung ist ein dialogischer Prozess. Kommunikation in einem Feld vielfältiger Ohnmachts- und Frustrationserfahrungen erfordert von den Teilhabeplanenden vielfältige Kompetenzen, vor allem aber auch eine Grundhaltung, welche partizipative Kommunikation »auf Augenhöhe« ermöglicht.

SCHLIPPE und SCHWEITZER (1996: 116 ff.) beschreiben diese Grundhaltung näher als Wissen um die Relativität der eigenen Sichtweise sowie Bescheidenheit im Hinblick auf die Übertragung vergangener

Erfahrungen auf neue Situationen, als Wertschätzung für die Personen, Respekt vor ihrer Autonomie und ihren bisherigen Leistungen, als Offenheit für die Vielfalt der Wirklichkeitsbeschreibungen und »respektvolle Neugier« für die bisher versuchten Problemlösungen, die nicht einseitig als »gut« oder »schlecht« definiert werden sollten; als Respektlosigkeit gegenüber Ideen mit absoluten Wahrheitsansprüchen, aber respektvolle Haltung gegenüber den Menschen, als Bewusstsein der Gefahr einer »problemstabilisierenden Selbsthypnose« bei ausführlicher Beschäftigung mit der Entstehungsgeschichte von Problemen und mit Defiziten, als Vertrauen in vorhandene Ressourcen und die Fähigkeit zur Selbststeuerung, als »Personenorientierung« innerhalb einer Dienstleistung als Wissen um die Notwendigkeit der eigenen Positionierung im Spannungsfeld unterschiedlicher Erwartungen und Wirklichkeitsvorstellungen.

Schlippe und Schweizer nennen weiter: Neutralität als Fähigkeit, sich mit allen Beteiligten identifizieren zu können; mit der Auswirkung, von allen Beteiligten als kompetent akzeptiert zu werden – das heißt nicht, keine eigene Meinung zu haben, sondern nur, sie nicht als die einzig richtige darzustellen. Mir scheint die Ergänzung durch »reflexive Parteilichkeit« (MILLER 2001: 129) unerlässlich. Sie meint damit einerseits Parteilichkeit und nachhaltige Unterstützung für diejenigen, »die besonders benachteiligt, bedroht und/oder von akuten Notlagen betroffen sind (...) setzt aber gleichzeitig voraus, die Interaktionszusammenhänge nicht aus dem Blick zu verlieren« (ebd.).

Diese Haltung befähigt Professionelle zum Abbau der Unsicherheit (als Kontingenz-Überschuss) und zum Aufbau von Beziehung und Vertrauen von Mensch zu Mensch; dies ist auch in Zukunft von vorrangiger Bedeutung, z.B. wenn im interaktionellen Kontext Bedürfnisse erkannt und verstanden werden sollen, wenn Gefühle nach einem Ausdruck suchen und wenn überlegt wird, wann von wem welche Schritte gegangen werden können.

Nun wird an die Teilhabeplanenden die Anforderung gestellt, als intermediäre Instanz kommunikatives Handeln und instrumentelles Handeln zu verbinden. Kommunikatives Handeln ist dialogisch organisiert, verständnisorientiert, ergebnisoffen, während sich instrumentelles Handeln über Fakten, »objektive« Klarheit, logischen Aufbau etc. definiert. Kommunikation in diesem Spannungsfeld bleibt für die professionellen Begleitung eine Herausforderung (vgl. BREMER 2008:

19 ff.). Die Teilhabeplanenden sollte beide »Logiken« kennen und frei »surfen« können: von der kreativen Beziehungsgestaltung im Erzählen zum vorgegebenen Leitfaden mit einer Systematik, zwischen »Core-Set« und »Cores« (engl. Kern, Herz, Mark), vom kommunikativen Handeln zur »informationszentrierten« Datenübermittlung – dazu gehört auch die Aufgabe der Selektion entscheidungsrelevanter Daten (nicht entscheidungsrelevante Daten sind im Rahmen der informationellen Selbstbestimmung – SGB I, SGB X nicht Teil der Teilhabeplanung. Vgl. SCHERNUS 2008).

Hinweise zur Weiterentwicklung, zum Handeln Im Interaktionssystem der Teilhabeplanung ist Kommunikation auf der dialogischen und instrumentellen Ebene erforderlich – Teilhabeplanende leisten die Übersetzungsarbeit und vermitteln damit Anschluss zwischen den unterschiedlichen Kommunikationsebenen.

Professionelle brauchen einen gut ausgestatteten kommunikativen »Werkzeugkasten« als Übersetzer, Vermittlerin, Mediator, Diagnostikerin, Therapeut, Prozessbegleiterin und Alltagsbegleiter. Sie verstehen die Nutzer ganzheitlich und schaffen Platz für Narration, um aus Geschichten Zukunft entstehen zu lassen (vgl. WELTER-ENDERLIN 1999). Im Sinne des Empowerments vermitteln sie »Kontroll- und Kompetenzerfahrung« durch die Erfahrung von der »Veränderbarkeit und Gestaltbarkeit der eigenen Lebensumstände« (HERRIGER 2006: 76) – als Gegenkonzept zur erlernten Hilflosigkeit.

Ein »Erfahrungsraum« für Teilhabeplanung ist das »Gesprächssetting«. Grundsätzlich sollten Settings gewählt werden, welche die Distanzierung zum gewohnten Umfeld erleichtern, die Reflexion des gewohnten Erfahrungsraums fördern und den gewohnten Blick erweitern bzw. die Handlungsmöglichkeiten erhöhen. Sinnvoll wäre ein Gesprächssetting außerhalb der teilhabeplanenden Stelle, an einem Ort, der für die Nutzerin etwas bedeutet: z.B. für die Planung von Arbeit/Beschäftigung das Café am Wohnort, die eigene Wohnung, ein Raum im Rathaus, der kommunale Park.

Die integrierte Teilhabeplanung in allen Lebensbereichen wird erreicht durch »Transdisziplinarität« (STRAUS 2006: 70), also durch: miteinander planen – miteinander handeln bzw. durch »Interdisziplinarität« (ebd.): miteinander planen – nebeneinander handeln. Konflikten, einem Gegeneinander oder dem Aneinander-vorbei-Arbeiten wird hier vorgebeugt.

In den vergangenen Jahren sind methodische Hilfen entwickelt worden, welche die Kommunikation der Teilhabeplanung und des Teilhabeprozesses zwischen Nutzern, Begleitern und relevantem System strukturieren, z. B.:

- Die Zukunftskonferenz – »Persönliche Zukunftsplanung in einem Unterstützerkreis« (in Jerg et al. 2005: 157 ff.),
- Die Personenkonferenz: GPV Kaufbeuren/Ostallgäu (Ruf in Aktion Psychisch Kranke 2006; Leitfaden des Verbandes der Bayerischen Bezirke zum § 58 SGB XII/Gesamtplanverfahren),
- Die Aufteilung der Kommunikation mit zwei Ansprechpartnern in konfrontierende Alltagsbegleitung und verständnisvolle Prozessbegleitung (Appel & Kleine Schaars 2006),
- Psychiatrisches Case-Management als Prozessbegleitung durch eine koordinierende Bezugsperson (Sälzer 2008),
- Case-Management im Sozial- und Gesundheitswesen als vernetztes Arbeiten in der Behindertenhilfe und Psychiatrie (Wendt 2008),
- Systemisches Case-Management (Kleve et al. 2006), das sich bewusst der Ambivalenz des Kontextes stellt. Es siedelt die Kommunikation an zwischen Lebenswelt und Ökonomie, zwischen Individuum, Lebensraum, Institution und Sozialraum.
- Das »Bamberger Modell«, eine sozialräumlich orientierte individuelle Zukunftsplanung im Bereich des Arbeitslebens mittels Netzwerken und Unterstützerkreis (vgl. Impulse, Nr. 46/47, 2008).

Da die Erfolge der Methoden abhängig sind von der Grundhaltung, einem bestimmten Erfahrungsraum, mit einem bestimmten Personenkreis, den beruflichen Qualifikationen, müssen sich die Professionellen und die Leistungserbringer hier selbst orientieren bzw. Orientierungshilfen durch die Federführung/Projektleitung erhalten. Damit verbunden ist die verbindlich geregelte Delegation der Verantwortung für die Teilhabeplanung.

Die Handlungskompetenzen der Teilhabeplanenden

Zusammenfassung Die ITP »erzählen« von einem breiten Spektrum der Anforderung und außerordentlich vielfältigen Handlungskompetenzen der professionell Tätigen. Sie setzen ihre unterstützenden und helfenden Kompetenzen in der Mehrzahl situationsadäquat ein.

Unsicherheiten zeigen sich im Wissen um rechtliche Rahmenbedingungen, vorrangige Leistungsträger, Handhabung und Formen der Kooperation. Das begrenzt die Generierung von personenbezogenen Ressourcen, z. B. bei vorrangigen Leistungsträgern (§ 37 SGB V, Soziotherapie etc.), mit neuen Hilfeformen (z. B. Persönliches Budget nach § 17 SGB IX) oder im Sozialraum (bei Wohnungssuche und -erhalt etc.). Die Beratung im sozialrechtlichen Feld und die Transparenz von Mehrdeutigkeiten im Hilfesystem gegenüber den Nutzer hängen wesentlich vom Wissen der Helferinnen ab.

Nicht alle professionell Planenden scheinen konkurrierende Arbeitsaufträge zu erkennen, z. B. Systemerhalt und individuelle Ziele (wenn für alle Teilzeitbeschäftigten in der WfbM eine Vollzeitstelle geplant wird). Die Kompetenz der Kooperation bei der integrierten Teilhabeplanung ist noch entwicklungsfähig, ebenso wie eine ressourcenorientierte Sichtweise.

Interpretation Handlungskompetenzen sind »Potenziale, über die eine Person verfügt und die notwendig sind, um komplexe und bedeutende Aufgaben zu bewältigen«, dazu gehören auch die Kompetenzen der »koordinierenden Prozessbegleitung« (GROMANN 2010: 10). Handlungskompetenz nach HEINER (2010) ist abhängig von der beruflichen Haltung, der Qualifikation/Fähigkeit, den Aufgaben gerecht zu werden, der Zuständigkeit für einen Aufgabenbereich, der Motivation, dies auch zu tun und den Rahmenbedingungen. Heiner ordnet die Vielfalt der Kompetenzen als prozessbezogene Kompetenzmuster (Analyse-, Planungs-, Kommunikations-, Reflexionskompetenz und der bereichsbezogenen Kompetenzmuster (Selbst-, Fall- und Systemkompetenz). Bereits bei oberflächlicher Betrachtung wird deutlich, dass die Teilhabeplanung alle Kompetenzbereiche umfasst; sie erfordert also ein breites Spektrum an Handlungskompetenzen. LEISGANG und KEHLER (2006) benennen die Schwierigkeit der Sozialen Arbeit, beruflich-methodische und sozial-kommunikative Kompetenzen auseinanderzuhalten und kommen zum Ergebnis, dass soziale Fähigkeiten konstitutiv sind für soziales Arbeiten, also auch für Teilhabeplanung. Sie betonen die situative Vielfalt sozialen Handelns, die Kontextbeziehung von sozialer Kompetenz als situationsbezogene Relation zwischen Person und Umwelt, »als Kompetenz zur bewussten Kommunikation mit anderen Menschen über bestimmte Inhalte in spezifischen Typen von Situationen«. Damit entsteht eine »unendliche Anzahl (zum Teil ähn-

licher und vergleichbarer) Handlungssituationen in realen Kontexten«
(ebd.: 169).

Hinweise zur Weiterentwicklung, zum Handeln Nachdem sich jede Situation der Teilhabeplanung von den vorhergehenden unterscheidet, stehen Professionelle vor der Herausforderung, ihr Handlungswissen in die reale Situation zu transferieren und sich kompetent zu verhalten.

Bei der Bearbeitung der ITP sind die Kompetenzen für Situationsbeschreibung gut ausgebaut.

Im konkreten Feld der Teilhabeplanung gilt es vor allem, die Kompetenzen der koordinierenden Prozessbegleitung zu stärken. Das Systemwissen (Umfeld, Netzwerke, sozialrechtliche Ansprüche) und das prozedurale Wissen (Verfahren, Vorgehen) sollten nicht in den Hintergrund geraten – als Voraussetzung für das Sichern von Verteilungschancen. Strukturierungshilfen (z. B. Leitfäden für Zukunftskonferenz etc.), evtl. auch professionsübergreifende Trainings für den Referenzrahmen Teilhabeplanung würden das Kooperieren in Netzwerken stärken und eine multiperspektivische Sichtweise erleichtern.

Nach LEISGANG und KEHLER (2006: 169) müssen handlungskompetenzbezogene Trainings Reflexionsmöglichkeiten innerhalb der »Referenzrahmen beruflicher Handlungskompetenz vermitteln« (d. h. Modellsituationen werden methodisch unterschiedlich reflektiert), Teilhabeplanende entwickeln also eine »Metakompetenz« bezüglich der Transfers sozialer Kompetenz in die situative, also kontextabhängige Anforderung innerhalb der widersprüchlichen Erwartungen.

Es wurde deutlich, dass die Situationen der Nutzerinnen und der Teilhabeplanenden strukturell unlösbar scheinende Probleme, soziale Konflikte und widersprüchliche Aufträge aufweisen; im Rahmen der Entwicklung von Handlungskompetenzen sollte es demnach nicht um Widerspruchsfreiheit und Eindeutigkeit gehen, sondern um eine Bewegung zwischen widersprüchlichen Polen.

Es wurde deutlich, dass die wichtigsten Handlungskompetenzen mehrdeutig sind. Dafür sollte Sensibilität entwickelt werden: z. B. für die Paradoxie des Helfens, z. B. Helfen ja, aber nicht helfen, wo keine Hilfe gebraucht wird, nicht noch mehr helfen, wenn Helfen nicht funktioniert (nach INSOO KIM BERG/KLEVE 2006: 122), für die Nebenfolgen und nicht intendierten Folgen (dieser Fokus zeigt auf, dass die Praxis unabhängig von den Handlungskompetenzen und -absichten immer auch durch Ungewissheit und Unvorhersehbarkeit geprägt sein wird).

KLEVE (2003: 127) bezieht sich auf Thea BAURIEDLs Konzept der Ambiguitätstoleranz (1980: 32), also die »Spannungstoleranz im Feld zwischen ambivalenten Polen«, z.B. zwischen konkurrierenden Aufträgen. »Fehler« können in diesem Kontext als »nicht-intentionale kommunikative Normalität« (ebd.) betrachtet werden und damit eine »Institutionalisierung einer Praxisreflexion und (...) permanenten (...) Qualitätskontrolle bewertet werden« (ebd.). »Fehlerfreundliche« Kompetenzentwicklung in Bezug auf die Teilhabe und Selbstständigkeit ihrer Bewohner innerhalb der eigenen Organisation zeigen APPEL und KLEINE SCHAARS (2006) an einem Praxisbeispiel auf.

Letztlich sollte das Bewusstsein der Professionellen für die eigenen Handlungskompetenzen auch Selbstbewusstsein und Offenheit herstellen für die Kompetenzen der Nutzer in der jeweiligen Situation einen Weg bahnen vom »Plan für ...« zum »Plan von ...«.

Das Berufsrollenprofil der Teilhabe-Planenden

Zusammenfassung Die Vielfalt der Rollenanforderungen wird deutlich – viele Professionelle agieren im Sinne der institutionalisierten Erwartung: Sie nehmen Rollen des Unterstützers, der Beraterin, des Begleiters, der Assistentin, des Dienstleisters, der Krisenmanagerin, des Anwalts ein. Bei Bedarf springen sie auch in die Rolle der konkreten Versorgerin und des alltagspraktischen Helfers. Insgesamt zeigen die Teilhabeplanenden ein divergierendes Berufsrollenverständnis. Sie agieren – bisher vorwiegend innerhalb des eigenen Institutionskontextes – als »DienstemaklerIn und SystemagentIn« (WENDT 2008: 167) als Planerin und Koordinator. Zeitlich denken die Ersteller in längerfristigen Prozessen; viele signalisieren, dass sie sich der Mit-Verantwortung im Rahmen einer Zukunftsplanung bewusst sind.

Gleichzeitig sind jedoch auch Annahmen im System (z. T. bereits in der Ausbildung und in der Organisation) entstanden, wie eine bestimmte Rolle ausgefüllt werden muss. Die erforderlichen Bewältigungskompetenzen für die neuartigen Herausforderungen sind noch nicht ausgebildet worden.

So überlasten die sozial Tätigen ihre Rolle, wenn sie die idealistische Erwartung nicht mehr hinterfragen, besser als die Betroffenen wissen zu müssen, was für sie gut ist (»sein soll«). Sie greifen auf Sicherheit bietende Erfahrungen mit alten Instrumenten zurück in einer Situation, in der alte Rollenerwartungen überprüft werden müssten. Nicht immer wird ihr professionelles Profil deutlich, z. B. wenn sie im Spannungsfeld von Einrichtungszentrierung und Personenzentrierung die Person »fallen lassen«, wenn sie im ITP die professionellen nicht von den nicht-professionellen Leistungen unterscheiden oder wenn ihnen der Transport von »wünschen« und »sollen« in Ziele nicht gelingt. Die »andere Seite« ihrer Berufsrolle reflektieren nicht alle Professionellen; Sie stellen sich auch als Verwalter des Status quo, Erhalterinnen des Systems, Delegierende der Verantwortung an die Klienten oder andere Teilsysteme der Gemeindepsychiatrie (z. B. Medizin, Psychotherapie) dar.

Interpretation In ihrer Beziehungsarbeit haben Professionelle in der Sozialen Arbeit die anspruchsvolle Aufgabe, gleichzeitig ihre Berufsrolle auszufüllen und als reflektierte und authentische Person, als handelndes Subjekt greifbar zu bleiben. Die Professionalisierungsgeschichte in den sozialen Berufen konnte nicht geradlinig verlaufen; Konzepte der »geistigen Mütterlichkeit«, welche dem Einstieg in die öffentliche Berufswelt dienten, banden die Frauen an die Prinzipien Selbstlosigkeit, Anspruchslosigkeit und Selbstverleugnung. Durch die daraus folgende eigene Systemlogik entstand das symbolisch generalisierte Kommunikationsmedium »Liebe«. Kämpfe um Professionalisierung, um Status und Ausstattung fanden kaum statt und finden bis in die heutige Zeit keine breite Mehrheit unter den Fachkräften in sozialen Organisationen. Ein Verhaftetsein in Erfahrungen der Vergangenheit verhindert den gestaltenden Zugriff auf eine Profilbildung in der Gegenwart. Die heterogene Gruppe der teilhabeplanenden Professionellen aus Sozialarbeiterinnen, Heilerziehungspflegern, Psychologinnen, Pflegekräften etc. erschwert eine Profilbildung zusätzlich. Professionstheorien sprechen der Sozialen Arbeit allgemein entweder die Eigenständigkeit und Vollwertigkeit ab oder sie versuchen, Eindeutigkeit herzustellen (KLEVE 2003: 125).

Kleve optiert weder für das eine noch für das andere, sondern für die Akzeptanz der postmodernen Identitätslosigkeit. Er hat in der »Sozialarbeit ohne Eigenschaften« (KLEVE 2000) herausgearbeitet, dass es nicht mehr Ziel sein kann, eine eindeutige Berufsrolle zu definieren. Auch die professionelle Identität ist »freigesetzt« und im »permanenten Übergang«, also »aktiv mitzuvollziehen« (ebd.: 138). Kleve wirbt für die Akzeptanz einer professionellen Bescheidenheit, »deren Professionalität gerade darin zum Ausdruck kommt, mit ›Paradoxien des professionellen Handelns‹ (nach SCHÜTZE 1992) besonders stark konfrontiert zu sein und mit diesen umzugehen, umgehen zu können.«

Hinweise zur Weiterentwicklung, zum Handeln Professionalisierung als Berufsrollenfindung bedeutet neben der methodischen Verfeinerung angelernter Methoden und Techniken besonders, durch Selbst- und Fremdbeobachtung die eigene Beteiligung und das Involviertsein als Akteurin zu erkennen. Beobachtung zweiter Ordnung heißt, die Ziele, die Wünsche oder das Sollen der Nutzerin als beeinflusst von der strukturellen Kopplung mit der eigenen Person zu erkennen, entwicklungshemmende Rollenmuster, aufzuspüren und sich davon zu lösen.

Eine alle Teilhabeplanenden umfassende Berufsrollenentwicklung würde einerseits einen klaren gemeinsamen Orientierungsrahmen im Hinblick auf Nutzerorientierung, situative Handlungskompetenz, die Angehörigen, die Entwicklung der Organisation, die unmittelbare und mittelbare Umwelt sowie die Kommune vor Ort und die Sozialverwaltung herstellen und andererseits ein freies professionelles Handeln innerhalb dieses Orientierungsrahmens erlauben. Sie könnte stattfinden

- auf der Grundlage systemtheoretischer und systemischer Neuorientierung von der einseitig Agierenden zur Entwicklungsbegleiterin in einem koproduktiven Prozess (Entwickeln eines Leitbilds für Teilhabeplanende und Handlungsmaximen) oder/und
- auf der Basis einer zusätzlichen Methoden-Qualifikation z. B. einer Case-Management-Qualifikation mit der Schulung in den Rollen Systemagentin, Kundenanwalt, Versorgungmanagerin und Dienstemakler (vgl. WENDT 2008: 167 ff.) oder
- als »Koordinierende Prozessbegleitung« als Fallkompetenz, Systemkompetenz und Selbstkompetenz (vgl. GROMANN 2010: 10 ff.).

Der Umgang der Teilhabe-Planenden mit dem Medium ITP

Zusammenfassung Die Diskussionsteilnehmer berichten von einem ersten Aufweichen der Institutionsgrenzen zwischen den Behinderungsarten (Arbeitsersparnis beim Wechsel vom Bereich Menschen mit geistiger Behinderung in den Bereich Menschen mit seelischen Behinderungen). Zum ITP gibt es heterogene Auffassungen: Die Professionellen stehen der intersubjektiven Nachvollziehbarkeit und Vergleichbarkeit für Außenstehende, dem Dokumentieren und nachvollziehbaren Darlegen der Leistungen teils positiv, teils kritisch gegenüber. Sie wenden sich teilweise gegen die »Starre« des Instruments und nehmen teilweise die ordnende Leitplankenfunktion gern an.

Sie benennen die bisher nicht vorhandene bzw. vollzogene Anschluss-fähigkeit des Instruments in andere Sozialleistungsbereiche (bzw. das fehlende Interesse der genannten Sozialleistungsbereiche).

Die Planenden sind sich bewusst, dass die regelmäßige Wiedervorlage den Verlauf des Teilhabeprozesses ins Blickfeld rückt.

Die ITP-Erstellerinnen kommen im Großen und Ganzen mit dem In-strument zurecht – sie werden thematisch geleitet. Lücken oder ex-treme Diskrepanzen beim Ausfüllen zeigen auf, dass angestrebten Neuorientierungen (z. B. Ressourcen-, Nutzer-, Umfeldorientierung) nicht immer verstanden oder rezipiert wurden. Im Rahmen dieser Erst-auswertung konnten aus den ITP nur unkonkrete Aussagen gemacht werden zu koordinierenden Leistungen oder zum Planungsprozess.

Interpretation Der ITP fungiert als »Leitplankenmedium«: Er reduziert Komplexität und führt die Planenden thematisch und systematisch durch die Teilhabeplanung. In der Anwendung zeigt er eine klassifizie-rende, die Beeinträchtigungen beschreibende und festlegende Seite und eine Seite, die Spielräume und neue Handlungsorientierungen eröff-net – freie Felder, Ressourcen und Umfeldorientierung. Wie die ICF ist der ITP defizit- und ressourcenorientiert – möglicherweise entspricht diese auch von den Professionellen erkannte Ambivalenz den profes-sionellen Anforderungen: Es muss für das Einsetzen des Leistungsan-spruchs die Unterscheidung zwischen Hilfe und Nicht-Hilfe getroffen werden, und es müssen anschlussfähige Beschreibungen für das Han-deln vorliegen.

Der ITP verstört die Hilfesysteme bei der nicht hinterfragten Erfüllung des Systemzwecks »Helfen«; durch die externe Perturbation entstehen Chancen der Selbstveränderung. Er forciert neben der Problembe-schreibung die Fähigkeits- und Ressourcenbeschreibung und ermög-licht den Wandel von der defizitorientierten zur potenzialorientierten Sprache. Der ITP bietet den Umstieg in eine »selbstdekonstruktive Lo-gik des Helfens« (KLEVE 2003: 138 ff.) an, indem er die Planenden unterstützt, differenzierte und wertschätzende Bilder von den Klienten zu entwickeln, indem er neue Handlungsoptionen im Umfeld eröffnet und Inklusionsangebote macht – die Partizipation von Menschen als psychische und biologische Systeme hängt schließlich mit dem »kommunikativen Relevantwerden« (ebd.: 143) von Personen in sozialen Systemen zusammen. Damit ist das Angebot verbunden, die eigene Hilfelogik zu reflektieren und neben Hilfe auch begleitendes Nicht-Helfen zur Aktivierung des Sich-selbst-Helfens, aushalten von Ungewissheit oder vermittelndes Helfen durch das Heben sozialraumorientierter Hilfen als (finanzierten!) Teil des professionellen Planens und Handelns zu akzeptieren.

Der ITP fördert systematisch ganzheitliche Wahrnehmung, d. h. er öffnet die Wahrnehmung für bisher ausgeschlossene Optionen im Denken und Handeln, für kontingente Möglichkeiten. Er unterstützt die Akteure dabei, »die Lebenswelt der Klientinnen und Klienten nach bisher nicht beachteten, nach weniger leidvollen, funktional-äquivalenten Möglichkeiten (abzusuchen), um auf problematische Lebenszusammenhänge zu reagieren« (ebd.), Möglichkeitssinn zu entwickeln.

Der ITP unterstützt die Fachleute bei der Weiterentwicklung der eigenen Professionalität und Handlungskompetenzen, indem er Kommunikation der Teilhabeplanenden mit Nutzerinnen und Systembeteiligten darüber erwartet, wie die Klienten die Welt verstehen, welche Bedeutung sie ihrer Erkrankung oder Behinderung zuschreiben und wie sie sich ihre Zukunft vorstellen. Er traut den Planenden zu, in den Ambivalenzen von Hilfe – Nicht-Hilfe, Systemerhalt und selbstdekonstruktiver Hilfe-Logik, Problemen und Zielen Handlungsschritte zu planen. Er traut ihnen im Sinne einer heterogenen Zeitvorstellung zu, sich nicht nur auf Vergangenes und »Karriereerwartungen« zu beziehen, sondern Zukunftsvorstellungen als Maß der gegenwärtigen Zielentwicklung und als Richtschnur für gegenwärtiges Handeln einzusetzen. Zielsetzung und regelmäßige Prüfung der Zielerreichung spiegeln die Erwartung an das System, die Helfenden und Klienten, dass beim Beginn der Hilfe auch ihr Ende mitbedacht wird.

Er fördert reflexive Interaktionen im Hilfesystem. Die Verankerung der Teilhabeplanung in regionale Planung und Hilfeplankonferenz (als koopetitiver Systemregulierung, vgl. PEUKERT 2009) ermöglicht die Kommunikation der Ambivalenzen, z. B. von Organisationserhalt und Personenorientierung.

Der ITP unterstützt einen Ausstieg aus dem Motivverdacht durch den Umstieg der Finanzierung auf Wirkungs- bzw. Ergebnisorientierung.

Hinweise zur Weiterentwicklung, zum Handeln Die eindeutige Teilhabeorientierung des ITP beinhaltet bisher noch keine eindeutige Nutzerorientierung. Prinzipiell können Nutzer immer noch »be-handelt« werden. Das Instrument ist für Menschen mit Intelligenzminderung bisher nicht barrierefrei übersetzt. Es fordert keine Klarheit über den Prozess der Hilfeplanung. Etablierte Muster der Übernahme von Verantwortung für Klientinnen werden eher indirekt deutlich. Der ITP dringt noch zu wenig darauf, den Nutzern im Prozess der Teilhabeplanung Kommunikationsrelevanz anzubieten. Das Instrument zwingt noch nicht dazu, Nutzerinnen durch Beteiligung eine Stimme zu geben. Besonders bedeutend schätze ich deshalb für die Bewertung des Hilfeprozesses die zusätzlichen Instrumente der kompetitiven Steuerung ein: Die Hilfeplankonferenz kann und sollte die Nutzerorientierung im Prozess kommunizieren.

Die bisher nicht vorhandene bzw. vollzogene Anschlussfähigkeit des Verfahrens an andere Sozialleistungsbereiche sollte bei allen bestehenden Schwierigkeiten gemäß der gesetzgeberischen Intention weiter verfolgt werden.

Die kritisierte Starre weist auf die Ambivalenz eines jeden Instruments hin: Der ITP muss sich bescheiden in dem, was er ist, also nur ein Instrument – nur die Landkarte, nicht das Territorium. Allerdings: Gute Karten sind wichtig, um sich zurechtfinden zu können – dies betont wiederum die wichtige Rolle der Teilhabeplanenden. Der ITP ist als intermediärer Leitfaden durch den Planungs- und Hilfeprozess dazu da, dass sich alle Beteiligten innerhalb der Zielerfüllung und der Zielabweichung orientieren können – deshalb muss auch Energie für die Übersetzung des Teilhabekontexts in den ITP verwendet werden.

Der Praxistest ist bisher nicht überall auf »Anschlussfähigkeit« gestoßen; hierzu bedarf es der Wahrnehmung der bereits laufenden eigenlogischen individuellen und kollektiven Selbstreproduktion. PerSEH wird entscheidend davon geprägt sein, wie wertschätzend und kooperativ, wie offen und klar die Kommunikation aller beteiligten Mitarbeiter untereinander geführt wird. Dies wird sich daran zeigen, ob Gespräche miteinander und nicht übereinander geführt, Konflikte nicht verdrängt, sondern angesprochen, Lösungen für anstehende Probleme und Aufgaben nicht abgedrängt und weitergeschoben, sondern aufgegriffen und bewusst angenommen, Verantwortung nicht verdeckt delegiert, sondern für alle nachvollziehbar gemeinsam verteilt werden. Ein Beispiel dafür ist die Erarbeitung von Transparenz darüber, wer zu welchem Zweck überprüfen muss und welche Daten dazu gebraucht werden – und welche nicht gebraucht werden, bzw. nicht verlangt werden dürfen (zu dieser Ambivalenz aus KLEVE 2006: 129 »Achtung Bürger! Alles, was Sie hinter dieser Tür sagen, kann gegen Sie verwendet werden!«).

Koordinierende und kooperative Strukturierungshilfen sollten auf der Ebene der Teilhabeplanung (wie z. B. Zukunftskonferenzen) eingesetzt werden. Hilfreich für die professionell Tätigen wären Unterstützung bzw. unterstützende Strukturen zur Bewältigung und Reflexion ihrer vielfältigen Aufgaben innerhalb der komplexen Auftragslage von Nutzenden, Organisation und Leistungsträger zu erfahren.

PerSEH ist nicht immun gegen Bürokratisierung, ausschließlich sprachliche Anpassung der Teilhabeplanenden an die institutionalisierten Erwartungen, einseitige Ökonomisierung oder institutionszentrierte Verwendung.

Die Einführung von PerSEH scheint bei einigen Beteiligten den Eindruck einer hierarchischen Durchsetzung durch die Handlungsmächtigen des LWV erweckt zu haben. Qualitätssichernde Fortschritte in Bezug auf eine nachhaltige Weiterentwicklung sind nur zu erwarten, wenn die Ressourcen der Nutzenden, der Angehörigen und Mitarbeitenden auf Leistungserbringer- und Leistungsträgerseite »gehoben« und durch Beteiligung in die künftige Gestaltung eingebunden werden. Teilhabe als Gesamtkonzept betrifft nicht nur die Nutzenden, sondern auch die Mitarbeiterinnen und Mitarbeiter; sie kann zur Wirkung kommen, wenn die formalen Verfahren konkrete Partizipationsverfahren und -methoden auf allen Ebenen enthalten. Aus systemischer Sicht wäre es beispielsweise lohnend, mit den Beteiligten in einem kommunikativen Prozess vorhandene Materialien der Teilhabeplanung dialogisch zu rekonstruieren, um fachlich begründbare kollektive Orientierungsrahmen und Leitbilder zu entwerfen, die als von einem breiten Fundament der Mitarbeiterschaft getragene »Leitlinie für Teilhabeplanung« dienen könnte. Die Umsetzung der »Philosophie« wäre durchgängiger, der angestrebte Systemwandel ließe sich eher erreichen, der Fokus könnte sich (nach Bourdieu) von Kontrolle zur Freiheit der Professionellen – als flexibles Handeln im Rahmen der gemeinsamen Orientierung – hin verschieben.

Der »blinde Fleck« und die situative Bewältigung der Ambiguitäten bedarf laufender Aufmerksamkeit durch supervisorische Elemente.

Die Verwirklichung trägerübergreifender Komplexleistungen i.S. des SGB IX über das Persönliche Budget und andere Vernetzungs- und Kooperationsmodelle harren einer Weiterentwicklung. Vielleicht könnte ein ›Blick über den Tellerrand‹ hin zu anderen nachhaltigen Komplexleistungen hilfreich sein, z. B. zu Sozialpädiatrischen Zentren oder der Frühförderung. Frühförderung ist als Komplexleistung eine »interdisziplinäre abgestimmte Leistungsform von medizinischen, therapeutischen und heilpädagogischen Leistungen an behinderte und von Behinderung bedrohte Kinder, die dafür sorgt, dass Eltern und Kind die Versorgung aus einer Hand erhalten« (BMAS 2009).

Der Bereich der übergreifenden Zukunftsziele lässt auch an die in den USA im Rahmen von Lifetime Case Management erprobten übergreifenden Pläne für längere Phasen denken – LifeCare-Pläne (vgl. WENDT 2008: 199), die vorläufige und fortschreibende Bedarfsklärungen vornehmen, wobei der inhaltliche Akzent auf Teilhabeorientierung die bisherigen Wesensmerkmale – »Impairment« und dessen ökonomische Folgen – substanziell verändern würde.

Die vom Deutschen Verein (2009) empfohlenen Qualitätskriterien der Personenzentrierung, Unabhängigkeit von Leistungs- und Vergütungsformen, Zielorientierung, ICF-Orientierung, Berücksichtigung von Selbsthilfe und Sozialraum, Lebensweltorientierung, Lebenslagenorientierung, Transparenz (Nachvollziehbarkeit insbesondere für die Nutzerinnen selbst), Evaluation und Qualitätssicherung (als periodische Überprüfung und Fortschreibung, Supervision) und »andere Kontrollmechanismen wie z. B. Hilfeplankonferenz sind potenziell grundgelegt, ebenso wie Interdisziplinarität und Transprofessionalität, fachliche Fundierung und integrierte Verfahren. Teilhabeplanung mittels ITP fördert zudem die Mitwirkung bei der individuellen Bedarfsermittlung, es gibt ein inhaltlich angepasstes Vergütungssystem und die Kooperation von Leistungsträgern und Leistungserbringern – diese Potenziale müssen jedoch im Prozess gehoben und gesichert werden. Der Deutsche Verein konstatiert dem ITP-Verfahren insgesamt, »ein Verfahren für alle« zu sein, eine einheitliche Sprache nach ICF und die Verknüpfung von individuellem Bedarf – professionellem und nicht professionellem Aufwand und Finanzierung zu ermöglichen, persönliche Budgets einzubeziehen, die Evaluation durch Überprüfung der Zielerreichung anzustreben. Er befürwortet die trägerübergreifende Koordinierung und Abstimmung und das übersichtliche, gut handhabbare IT-gestützte Instrument, das sich auch als Grundlage für regionale Bedarfsplanung, Controlling und Benchmarking eignet (ebd.).

Zusammenfassung und Diskussion

»Qualitätsentwicklung, von der heute viel gesprochen wird, ist meines Erachtens undenkbar ohne eine entsprechende Kultur und das Zusammenwirken aller Beteiligten.« (Tondeur)

Teilhabeplanung ist der gemeindepsychiatrische Kernprozess; hier werden die oben genannten komplexen Ziele in Handlung übersetzt. Im Spannungsverhältnis verschiedener Aufträge, Arbeitsebenen und Konfliktfelder bedarf es einer Reflexion der ethischen Orientierung und der Handlungsmaxime. Die Professionellen müssen flexibel und kontextsensibel kommunizieren, eine Vielzahl von Handlungskompetenzen bereitstellen und sich immer »auf zwei Seiten des Problems zugleich aufhalten können« (KLEVE 2003: 128), um im Zusammenwirken mit den Nutzerinnen und Nutzern bestmögliche Teilhabe zu gestalten. Teilhabeplanung ist innerhalb PerSEH eingebettet in ein kompetitives (PEUKERT 2009) und von der Administration im Sinne ihrer Pflichtaufgabe zur Daseinsvorsorge federführend getragenes Gesamtsystem. Zur Unterstützung der Neuorientierung angesichts der umfassenden Neustrukturierung und Weiterentwicklung ist die Kooperation und professionelle Weiterentwicklung der Teilhabeplanenden und sämtlicher Stakeholder – gemeinsam mit den profitierenden oder erleidenden Nutzern und Angehörigen – unerlässlich. Offen gebliebene Fragen, z. B. nach der Zuständigkeit für Teilhabeplanung und Prozessbegleitung durch eine oder mehrere »Schlüsselpersonen« und der Kooperation im Planungsprozess sollten geklärt und in Verfahrensweisen übersetzt werden.

Die Federführenden, Entwicklerinnen und Erstanwendern von PerSEH/ITP dürfen stolz sein: Ihnen ist der Umstieg in ein umfassendes System zur Weiterentwicklung der personenzentrierten Hilfen inklusive einer zeitbasierten Vergütungssystematik für alle Zielgruppen in der Eingliederungshilfe gelungen.

Die Entwickler und Projektverantwortlichen werden gleichzeitig bescheiden bleiben: Es geht »nur« um die Schaffung eines Rahmens für die koordinierte Umsetzung der Teilhaberechte – für das sensible und jeweils unterschiedliche Geschehen der persönlichen Zukunftsplanung, das WEBER (2005) in Bezug auf Arendt so bildhaft als »Mäeutik« – Hebammenkunst – beschreibt; als Beistandschaft auf dem Weg zur Selbstbestimmung und zum freiheitlichen Handeln – einzigartig, nicht frei von Schmerzen und Komplikationen, widerständig auf dem Weg zur Selbstbestimmung, durchkreuzt von unvorhergesehenen Ereignissen – kurz: lebendig, unabsehbar und vielfältig.

Literatur

AKTION PSYCHISCH KRANKE e. V., Bonn: Abschlussbericht des Projekts Implementation des personenzentrierten Ansatzes in der psychiatrischen Versorgung, Bonn 2006. http://www.apk-ev.de/publikationen/Abschlussbericht_Impl_gesamt.pdf, Aufruf vom 29.01.2012.

AKTION PSYCHISCH KRANKE e. V., Tagungsbericht November 2008: Kooperation und Verantwortung in der Gemeindepsychiatrie. Bonn 2009, S. 305–350; unter www.apk-ev.de, Aufruf vom 03.06.2009.

APPEL, Marja; KLEINE SCHAARS, Willem: Anleitung zur Selbständigkeit. Wie Menschen mit geistiger Behinderung Verantwortung für sich übernehmen. Weinheim und München 2006.

BAECKER, Dirk: Form und Formen der Kommunikation. Frankfurt am Main 2007.

BATESON, Gregory: Geist und Natur. Frankfurt am Main 1981.

BOHNSACK, Ralf: Rekonstruktive Sozialforschung. Einführung in qualitative Methoden. Opladen 2003.

BOHNSACK, Ralf: Typenbildung, Generalisierung und komperative Anaylse: Grundprinzipien der dokomentarischen Methode. In: BOHNSACK, NENTWIG-GESEMANN, NOHL: Die dokumentarische Methode und ihre Forschungspraxis. Grundlagen qualitativer Sozialforschung. 2. aktualisierte Auflage. Wiesbaden 2007: 225–254.

BOHNSACK, Ralf; NENTWIG-GESEMANN, Iris; NOHL, Arnd-Michael: Die dokumentarische Methode und ihre Forschungspraxis. Grundlagen qualitativer Sozialforschung. 2. aktualisierte Auflage. Wiesbaden 2007.

BOMMES, M.; SCHERR, A.: Soziologie der Sozialen Arbeit. Eine Einführung in Formen und Funktionen organisierter Hilfen. Weinheim und München 2000.

BREMER, Fritz: Hilfeplanung! Hilfeplanung? Soziale Psychiatrie 04/2008.

Bundesarbeitsgemeinschaft der überörtlichen Sozialhilfeträger (BAGüS): Eckpunkte zur Weiterentwicklung der Eingliederungshilfe vom 14.02.07. www.lasv.brandenburg.de/sixcms/media.php/4055/ Mitteilung%2006-2007_%20Anlage.pdf. Aufruf vom 03.03.2009.

Bundesarbeitsgemeinschaft gemeindepsychiatrische Verbünde (BAG GPV): Qualitätsstandards für Gemeindepsychiatrische Verbünde in der BAG GPV. Aufruf vom 11.07.09 unter: www.bag-gpv.de/Datenbank/bag/0007_Qualit%C3%A4tsstandards%20f%C3%BCr%20 Verb%C3%BCnde%20A.pdf.

Bundesministerium für Arbeit und Sozialordnung/BMAS; Bundesministerium für Gesundheit/BMG;Beauftragte der Bundesregierung für Belange der Patientinnen und Patienten/für Belange behinderter Menschen: Pressemitteilung. Meilenstein für die Umsetzung der Komplexleistung Frühförderung. Berlin, 07.07.09. www. fruehfoerderung-viff.de/media/pdf/2009-PM22-ff.pdf; Aufruf vom 11.07.09.

BÜRKLE, Gerd; STREMME, Kai: New Public Management – Neue Steuerungsmodelle für die öffentliche Verwaltung. Steuerungwww. stud.unikarlsruhe.de/~ubaxf/buerkle.org_downloads/ABWL_Se.PD; Aufruf vom 10.06.2009.

Deutscher Verein für öffentliche und private Fürsorge e. V. (2009): Empfehlungen des Deutschen Vereins zur Bedarfsermittlung und Hilfeplanung in der Eingliederungshilfe für Menschen mit Behinderungen. www.deutscher-verein.de, Aufruf vom 11.07.2009.

Deutsches Institut für Medizinische Dokumentation und Information (DIMDI) (Hg.): Internationale Klassifikation der Funktionsfähigkeit, Behinderung und Gesundheit. Genf 2005. www.dimdi.de/static/de/klass/icf/index.htm, Aufruf vom 17.03.09.

EGETMEYER, A.; FELLER, Th.; SCHÄFER-WALKMANN, S.: Die »Schwäbische Heimenquete«. Gutachten. Augsburg 2003.

EICHNER, Kuno: Sozialraumorientierung – Integration durch Patenschaft. In http://www.bag-ub.de/impulse/download/impulse46+47-web.pdf, Aufruf vom 29.01.2012.

FOERSTER, Heinz v.: Wahrheit ist die Erfindung eines Lügners Watzlawick, Paul: Die erfundene Wirklichkeit. Wie wissen wir, was wir zu wissen glauben? Beiträge zum Konstruktivismus. 1995: 60 ff.

FRIEBERTSHÄUSER, Barbara: MAPS – S2 – Forschungsprozess/Methodenwahl – Qualitative Methoden, Vorlesungsvorlage. o. J.

GROMANN, Petra: MAPS – S2 – Wahrnehmen und Beobachten – Vorlesungsvorlage. o. J.

GROMANN, Petra: Zielbestimmung im Rahmen der Hilfeplanung mit dem IBRP. 11. Mai 2009, unveröffentlicht.

GROMANN, Petra: Koordinierende Prozessbegleitung in der Sozialen Arbeit. München 2010.

HEINER, Maja: Kompetent handeln in der Sozialen Arbeit. München 2010.

HEINER, Maja (Hg.): Diagnostik und Diagnosen in der Sozialen Arbeit. Ein Handbuch. Berlin 2004.

HELFFERICH, Cornelia: Die Qualität qualitativer Daten. Wiesbaden 2005.

HERRIGER, Norbert: Empowerment in der Sozialen Arbeit. Stuttgart 2006.

HODGE, Graeme A.: Privatization: An International Review of Performance. Westview Press. Bolder Colorado 2000.

KALLERT, T. W.; LEIẞE, M.; KULKE, H.: Evidenzbasierung gemeindepsychiatrischer Versorgungsangebote in Deutschland. Eine Bestandsaufnahme. Stuttgart 2005.

KLEVE, H.; HAYE, B; HAMPE-GROSSER, A.; MÜLLER, M: Systemisches Case-Management. Falleinschätzung und Hilfeplanung in der Sozialen Arbeit. Heidelberg 2006.

KLEVE, Heiko: Die Soziale Arbeit ohne Eigenschaften. Freiburg/Br. 2000.

KLEVE, Heiko: Konstruktivismus und Soziale Arbeit. Aachen 1996.

KLEVE, Heiko: Postmoderne Sozialarbeit. Aachen 1999.

KLEVE, Heiko: Sozialarbeitswissenschaft, Systemtheorie und Postmoderne. Freiburg/Br. 2003.

LAMNEK, Siegfried: Qualitative Sozialforschung. Weinheim 2005.

LEISGANG, Winfried; KEHLER, Holger: Soziale Kompetenzen in der Sozialen Arbeit.www.soziale-arbeit-forscht.de/dokumente/soziale-kompetenzen.pdf; Aufruf vom 11.07.09.

LUHMANN, Niklas (Hg. Dirk BAECKER): Einführung in die Systemtheorie. 4. Auflage. Heidelberg 2008.

LUHMANN, Niklas: Soziale Systeme. Frankfurt/Main, 2. Aufl. 1988.

LWV-info – Zeitschrift des Landeswohlfahrtsverbandes Hessen. Sonderausgabe 2008. Pressestelle, Ständeplatz 6–10; 34117 Kassel. S. 10 ff.

MAYRING, Philipp: Qualitative Inhaltsanalyse. Grundlagen und Techniken. Weinheim und Basel. 10., neu ausgestatte Auflage 2008.

MILLER, Tilly: Systemtheorie und Soziale Arbeit. Stuttgart 2001.

MÜTZELFELD, Michael: Profession und Neues Management in den Sozialen Diensten. Widersprüche, Heft 77, September 2000.

NETZWERK ARTIKEL 3 e. V.: Schattenübersetzung. Übereinkommen über die Rechte von Menschen mit Behinderungen. Behindertenrechtskonvention – BRK. Berlin 2009.

NOHL, Arnd-Michael: Komperative Analyse. Forschungspraxis und Methodologie dokumetarischer Interpretation. In: BOHNSACK, NENTWIG-GESEMANN, NOHL: Die dokumentarische Methode und ihre Forschungspraxis. Grundlagen qualitativer Sozialforschung. 2. aktualisierte Auflage. Wiesbaden 2007: 255–276

NOLLER, Annette: Die Kontroverse um die Personenzentrierung. Eine Annäherung aus sozialethischer Perspektive. Kerbe 1/2006.

NENTWIG-GESEMANN, Iris: Die Typebildung der dokumentarischen Methode. In: BOHNSACK, NENTWIG-GESEMANN, NOHL: Die dokumentarische Methode und ihre Forschungspraxis. Grundlagen qualitativer Sozialforschung. 2. aktualisierte Auflage. Wiesbaden 2007: 277–302.

PEUKERT, Reinhard: Einführung »Evidenzbasierte Gemeindepsychiatrie«. MAPS GP 2.

PEUKERT, Reinhard: Wie lässt sich wirtschaftliche Konkurrenz und fachliche Kooperation verknüpfen? In: Sozialpsychiatrische Informationen 1/2009.

PEUKERT, Reinhard; GROMANN, Petra: Sozialpsychiatrische Forschung im deutschen Sprachraum. MAPS GP 2.

POLIT, Denise F.; BECK, Cheryl Tatano; HUNGLER, Bernadette P.: Lehrbuch Pflegeforschung. Methodik, Beurteilung und Anwendung. Bern 2004.

PRIEBE, HOLZINGER, ANGERMEYER: Sozialpsychiatrische Forschung im deutschen Sprachraum. Psychiatrische Praxis 2002: 29: 397–410.

RUF, Petra: Regionalbericht. Verlaufsbericht am Beispiel der Region Kaufbeuren/Ostallgäu. In: AKTION PSYCHISCH KRANKE (Hg.): Personenzentrierte Hilfen im gemeindepsychiatrischen Verbund. Bericht zum Forschungsprojekt »Implementation des personenzentrierten Ansatzes in der psychiatrischen Versorgung«. Bonn 2006.

RUF, Petra: Teilhabeplanung als gemeindepsychiatrischer Kernprozess. Wege zur Partizipation im Spannungsfeld professioneller Handlungsorientierungen. Am Beispiel der Einführung des Integrierten Teilhabe-Plans (ITP) in Hessen. Masterarbeit. RheinMain-Hochschule Wiesbaden 2009.

SÄLZER, Anja Martha: Psychiatrisches Case-Management. Saarbrücken 2008.

SCHERNUS, Renate: Risiken einer Verdatung der Hilfeplanung. In: ELGETI, H. (Hg.) Psychiatrie in Niedersachsen. Bonn 2008.

SCHLIPPE, Arist von; SCHWEITZER, Jochen: Lehrbuch der systemischen Therapie und Beratung. Göttingen, 2. Aufl. 1996.

SCHUNTERMANN, M. F.: Einführung in die ICF. Grundkurs – Übungen – offene Fragen. 2. Auflage, Landsberg/Lech 2007.

VESTER, Michael: Der Kampf um soziale Gerechtigkeit. Zumutungen und Bewältigungsstrategien in der Krise des deutschen Sozialmodells. In: BUDE, Heinz und WILLISCH, Andreas (Hg.): Das Problem der Exklusion – Ausgegrenzte, Entbehrliche, Überflüssige. Hamburg 2006, 243–293.

WANSING, G.: Teilhabe an der Gesellschaft. Menschen mit Behinderung zwischen Inklusion und Exklusion. Wiesbaden 2005.

WATZLAWICK, Paul (Hg.): Die erfundene Wirklichkeit. Wie wissen wir, was wir zu wissen glauben? Beiträge zum Konstruktivismus. München 1995.

WATZLAWICK, Paul: Münchhausens Zopf oder Psychotherapie und Wirklichkeit. München 1994.

WEBER, Joachim: Mäeutisch statt klinisch. Plädoyer für eine nichtklinische Sozialarbeit. Zeitschrift Widersprüche. 12/2005.

WELTER-ENDERLIN, Rosemarie: Wie aus Geschichten Zukunft entsteht. Zürich 1999.

WELTI, Felix: Isolierte Reform würde die sozialrechtlichen Ziele verfehlen. Zukünftige Herausforderungen für die Eingliederungshilfe. VdK – Sozialrecht und Praxis 2/2008, 87 ff.

WENDT, Wolf Rainer: Case Management im Sozial- und Gesundheitswesen. Freiburg/Br., 4. Aufl. 2008.

WILLKE, Helmut: Systemtheorie I: Grundlagen. 5. Aufl. Stuttgart 1996.

ZAUNER, Alfred: Von Solidarität zu Wissen. Nonprofit Organisationen in systemtheoretischer Sicht. In: BADELT, Christoph: Handbuch der Nonprofit Organisationen. Stuttgart 1999.

ZIELKE, Manfred; LIMBACHER, Klaus: Fehlversorgung psychische Erkrankungen; www.presse.dak.de/ps.nsf/sbl/828702540CEDD7A 3C1256EAE00447AFA; Aufruf vom 03.06.2009.

Petra Ruf ist seit 2001 beim Bezirk Schwaben als Koordinatorin des Gemeindepsychiatrischen Verbundes Kaufbeuren/Ostallgäu ange-stellt. Zusammen mit allen Beteiligten – also den Nutzern und Ange-hörigen, den Leistungserbringern und Leistungsträgern – ist es ihre Aufgabe, individuelle passgenaue Unterstützungsleistungen zu planen, das regionale Hilfesystem im Hinblick auf passgenaue Strukturen zu überprüfen und Anpassungen vorzunehmen.
Kontakt: rufrufpetra@aol.com

Die gesamte Arbeit mit Forschungsdokumentation und ausführlichem Literaturverzeichnis ist erhältlich unter www.grin.com/search?search string=teilhabeplanung&submit=submit&submit=&field=title&pare nt_id=&language_id=&category_id=&date=.

Die Region Wiesbaden auf dem Weg zu einem Gemeindepsychiatrischen Verbund
Qualität und Qualitätsansprüche der Bundesarbeitsgemeinschaft Gemeindepsychatrischer Verbund

Ursula Geyer

Ausgangssituation und Erkenntnisinteresse

Seit April 2009 existiert für die Landeshauptstadt Wiesbaden eine von allen beteiligten Vertragspartnern unterzeichnete »Gemeindepsychiatrische Verbundvereinbarung« über die Zusammenarbeit bei der Planung und Steuerung personenzentrierter Hilfen. Sie dient der Beibehaltung und Weiterentwicklung der eingeleiteten Veränderungen im Sinne einer personenzentrierten Hilfeplanung und Hilfeerbringung auf Grundlage der Empfehlungen der Kommission Personalbemessung der Aktion Psychisch Kranke (1992–1998).[1] Die Umsetzung knüpft an die aktuelle Versorgungsstruktur in der Stadt Wiesbaden an und berücksichtigt regionale Besonderheiten.

Vereinbarungspartner sind neben der Landeshauptstadt Wiesbaden und dem Landeswohlfahrtsverband Hessen *alle* örtlichen Anbieter psychiatrischer Hilfen sowie die Angehörigen psychisch Kranker und die Psychiatrie-Erfahrenen. Die Vereinbarungen zielen darauf ab, Hilfeleistungen für psychisch kranke Menschen zu verbessern. Dies soll durch kontinuierliche Weiterentwicklung des Versorgungssystems zu einem integrierten personenzentrierten regionalen Hilfesystem auf der Arbeitsebene, der Ebene der Organisation der Maßnahmen und der Ebene der Steuerung der Leistungs- und Ressourcenentwicklung erreicht werden.

Eine Pflichtversorgung für alle psychisch kranken und seelisch behinderten Bürgerinnen und Bürger der Stadt Wiesbaden wird angestrebt.

Im Ergebnis sollen beispielhafte Lösungen für Fragen der personenzentrierten Hilfeplanung, der Weiterentwicklung des Verbundes, der
Qualitätssicherung, der optimierten Nutzung vorhandener Ressourcen
und der Steuerung gefunden werden.

Durch die Beteiligung an den Projekten zur Implementation Personenzentrierter Hilfen in der Gemeindepsychiatrie in Hessen (vgl. LWV
Hessen 2007), d.h. die Einführung des Instrumentes Integrierter Be-
handlungs- und Rehabilitationsplan (IBRP) und Verfahrens der Hilfeplankonferenz zum 01.01.2004 sowie Teilnahme am Projekt Personalbemessung (09/2004 – 08/2005) und am Leistungsfinanzierungsprojekt
(12/2005 – 11/2007), gehört die Stadt Wiesbaden sozusagen mit zu den
Vorreitern des Paradigmenwechsels in der Hilfegestaltung von der Ein-
richtungsorientierung zur Personenzentrierung.

Mit dem positiven Verlauf und den bemerkenswerten Ergebnissen der
Projekte (vgl. KUNZE et al. 2008: 33 ff., 40 ff., 96 ff.) und den vor Ort
gemachten Erfahrungen, ist eine gewisse Zufriedenheit mit bereits Er-
reichtem verständlich und nachvollziehbar, regt aber auch gerade deshalb dazu an, einmal genauer hinzuschauen, wie denn die Umsetzung
des Ganzen hinsichtlich qualitativer Aspekte zu bewerten ist.

Eine aktuelle Befragung unter Mitarbeitern verschiedener gemeindepsychiatrischer Einrichtungen der Stadt Wiesbaden zu Organisationskultur
und Leitbildern ihrer jeweiligen Einrichtung bzw. ihres Dienstes zeigte
positive wie auch kritische Statements zur Qualität der einzelnen, aber
besonders auch der Qualität des Gesamtsystems als Netzwerk Gemeindepsychiatrischer Verbund auf (vgl. GEYER 2008: 16 ff.).

Wie nun die Umsetzung der Verbundvereinbarung in der Region Wiesbaden tatsächlich aussieht und vor allem in ihrer Qualität eingeschätzt
wird, war das Ziel von zwei im April 2009 durchgeführten Gruppeninterviews in Form von Gruppendiskussionen – einmal auf der Ebene
von Leitungspersonen und einmal auf der Mitarbeiterebene der verschiedenen gemeindepsychiatrischen Anbieter – zum Thema vorhandene, fehlende, anzustrebende Qualität im Gemeindepsychiatrischer
Verbund Wiesbaden, deren Ergebnisse in dieser Arbeit dargestellt werden sollen.

Historischer Hintergrund

In der psychiatrischen Versorgung der letzten 50 Jahre gab es einiges an Bewegung und deutliche Veränderungen wurden erkennbar. »Enthospitalisierung«, »Personenzentrierung«, »Gemeindenähe«, »Versorgungsverpflichtung«, »Gemeindepsychiatrischer Verbund« gehören neben anderen zu wichtigen Begrifflichkeiten, die neue Denk- und Arbeitsweisen signalisiert haben. Damit wird ein Paradigmenwechsel gekennzeichnet, der bis heute wegweisend ist für »gute« soziale Arbeit und der durchaus noch nicht in allen Bereichen vollzogen ist.

Zeitgleich rückte ein bis dato in der Sozialen Arbeit nicht berücksichtigter Aspekt von Wirtschaftlichkeit immer mehr in den Fokus der täglichen Arbeit. Die Frage nach Effizienz und Effektivität beabsichtigter und durchgeführter Maßnahmen wurde nun gezielt gestellt. In Zeiten wachsender wirtschaftlicher Probleme und leerer Sozialkassen rück(t)en betriebswirtschaftliche Gesichtspunkte zunehmend in den Vordergrund. Begrifflichkeiten wie Marktorientierung, Konkurrenzdenken, Ökonomie gewinnen an Bedeutung und stehen scheinbar im Widerspruch zu dem, was soziale Arbeit ausmacht.

Die gemeinsame Übernahme regionaler Versorgungsverantwortung und das Bemühen um eine kooperative Erbringung von Komplexleistungen im Verbundsystem stehen in einem Spannungsverhältnis zur Logik der Marktwirtschaft.

Der Gemeindepsychiatrische Verbund

Das Jahr 1975 gilt allgemein als Beginn der Psychiatriereform in Deutschland, denn in diesem Jahr wurde nach mehrjähriger Vorarbeit die Psychiatrie-Enquete der Bundesregierung vorgelegt. Eine der wichtigsten konzeptionellen Forderungen lautete, die notwendigen Einzelmaßnahmen der psychiatrischen Strukturentwicklung von Anfang an in einen regionalen Bezug zu stellen. Die Gemeindenähe der psychiatrischen Hilfen rückte in den Vordergrund und wurde zu einer zentralen Qualitätsanforderung; parallel dazu wurde die notwendige Ausstattung für ein »Standardversorgungsgebiet« definiert.

Der mit der Psychiatrie-Enquete begonnene Reformprozess erfuhr – nach Auswertungen der seither gemachten Erfahrungen – mit den Empfehlungen der Expertenkommission im Auftrag der Bundesregierung von 1988 eine Anpassung und Fortschreibung der Empfehlungen, die in Richtung einer stärkeren Berücksichtigung der Bedürfnisse chronisch kranker Menschen zielte. Auch die Empfehlungen zur regionalen Koordination und Zusammenarbeit wurden präziser und pointierter. Ausgangspunkt für alle Versorgungsplanungen sollte nun das Territorium der kommunalen Gebietskörperschaft sein, also der Kreis bzw. die Stadt; die Kommune sollte die zentrale Rolle spielen bei der notwendigen Koordination und Weiterentwicklung der Versorgungsstrukturen.

Die Rolle der Politik für die Gemeindepsychiatrie

Mit der Kommunalisierung der Versorgung wird die politische Verantwortung für die psychisch kranken oder seelisch behinderten Menschen auf die politische Gemeinde zurückverlagert oder dort erst neu begründet – der kranke oder behinderte Mensch wird wieder zum Mitbürger. Gleichzeitig sind die Organisationsprobleme der psychiatrischen Versorgung mit der Forderung nach gemeindenaher Psychiatrie differenzierter und schwieriger geworden.

Die Erfahrung hat gelehrt, dass die Gemeinden bei der Schaffung neuer Einrichtungen und Dienste im Sozial- und Gesundheitswesen nicht deswegen tätig werden, weil Rechtsverpflichtungen sie dazu zwingen, vielmehr werden sie dann tätig, wenn sie von der kommunalpolitischen Notwendigkeit einer Sache überzeugt sind und einen Weg sehen, wie die Sache organisierbar und finanzierbar wird.

Die ideellen Leitwerte für die Planung und Steuerung der Sozialpsychiatrie erfuhren eine Ergänzung um materielle Kosten-Nutzen-Vergleiche, ohne dass die Sozialpsychiatrie ein Controllingsystem entwickelte, um die Wahrnehmung betriebswirtschaftlicher Gegebenheiten durch Kennzahlen für psychosoziale Erfolge zu erweitern. Der Nachweis über soziale Erfolgskriterien bleibt eine Bringschuld der Fachwelt gegenüber den Finanzexperten.

Für Planung und Koordination der Hilfen und die allgemeine Bedarfserhebung in einer Region empfahl die Expertenkommission die Gründung Gemeindepsychiatrischer Verbünde.

Aufbau und Funktion des Verbundes

Gerade in relativ gut entwickelten, aktiven Regionen konnte man auf eine charakteristische Versorgungssituation im außerklinischen Bereich stoßen, die durch eine Mehrzahl von Einrichtungen freigemeinnütziger und öffentlicher Träger gekennzeichnet war, die sich gegeneinander abschotteten, um ihre Eigenständigkeit bangten, häufig auch miteinander konkurrierten. Diese Zersplitterung der Träger- und Betreibergruppierungen führten meist zu unklaren Aufgabenabgrenzungen und in der Folge davon zu einer unbefriedigenden Versorgungslage.

Der Gemeindepsychiatrische Verbund ist eine Antwort auf diesen Sachverhalt; eine bewusste Herausforderung für die Beteiligten, in einem konsensusfähigen, für die Allgemeinpsychiatrie sehr wesentlichen Teilbereich gemeinsam Verantwortung für die Versorgung einer Region zu übernehmen. Bündelung wird Zersplitterung entgegengesetzt, in Richtung auf Gemeinsamkeit des Handelns in einer definierten Region.

Heute lautet die Definition des Gemeindepsychiatrischer Verbunds im Allgemeinen: »Der Gemeindepsychiatrische Verbund ist ein verbindlicher Zusammenschluss der wesentlichen Leistungserbringer einer definierten Versorgungsregion« und »Die Kommune ist im Rahmen ihrer Pflichtaufgaben zur Daseinsvorsorge im GPV vertreten« (vgl. BAG GPV 2006 a: 1).

Aufgaben und Ziele des Verbundes

Der Gemeindepsychiatrischer Verbund dient der Sicherstellung der Koordination sozialpsychiatrischer und anderer erforderlicher Leistungen im Einzelfall und im Zusammenwirken der Institutionen, insbesondere Sicherstellung von personenzentrierten, einrichtungsübergreifenden, integrierten Behandlungs- und Rehabilitationsprogrammen (Komplexleistungen) und der kontinuierlichen Qualitätsverbesserung durch Weiterentwicklung des Leistungsspektrums, Differenzierung der Hilfen in Anpassung und Bedarf und Optimierung der Nutzung der Ressourcen.

Weiter dient er der Beteiligung an der regionalen Steuerung psychiatrischer Hilfen durch verbindlichen und kontinuierlichen Austausch mit der kommunalen Gesundheits- und Sozialverwaltung, den Leistungsträgern, den organisierten Psychiatrie-Erfahrenen, den organisierten

Angehörigen psychisch Kranker und weiteren Leistungserbringern, die nicht Mitglied des Gemeindepsychiatrischen Verbunds sind.

Ziel des Gemeindepsychiatrischen Leistungserbringerverbundes ist die Einhaltung von definierten Standards für Qualität und Wirtschaftlichkeit im Rahmen einer regionalen Pflichtversorgung sowie die kontinuierliche Verbesserung der Qualität. Die Mitglieder beteiligen sich (neben dem internen Qualitätsmanagement) an einem regionalen Qualitätsmanagement und legen sich auf gemeinsame Qualitätsstandards für die einzelfallbezogene Leistungserbringung fest (vgl. BAG GPV 2006a: 1 ff.).

Qualitätsstandards für die einzelfallbezogene Leistungserbringung im Gemeindepsychiatrischen Verbund sind:

- Beachtung des Rechts auf Selbstbestimmung des psychisch kranken Menschen
- Personenzentrierte Hilfen, die bedarfsgerecht, individuell, flexibel, zeitgerecht, abgestimmt und wirtschaftlich erbracht werden, und zwar grundsätzlich im Versorgungsgebiet
- Konsequente Orientierung am individuellen Bedarf
- Vorrang nicht-psychiatrischer Hilfen
- Zusammenarbeit mit Angehörigen und anderen Bezugspersonen
- Zusammenarbeit mit Selbsthilfegruppen
- Fortbildung, Supervision und Qualifizierung
- Beachtung des Datenschutzes und des Rechts auf informationelle Selbstbestimmung

Steuerung in der Psychiatrie

Das psychiatrische Hilfesystem der Bundesrepublik Deutschland hat sich in einem langjährigen historischen Entwicklungsprozess in vielfältige Teilsysteme ausdifferenziert, die zudem unterschiedlichen gesetzlichen Regelungen und administrativen Planungs- und Steuerungsprozessen unterliegen. Nutzerinnen und Nutzer dieses Hilfesystems sind aber in erster Linie (schwergradig) chronisch psychisch kranke und seelisch behinderte Menschen, diejenigen also, die aufgrund ihrer Erkrankung zumeist Schwierigkeiten haben, eigenständig geeignete Hilfen aufzusuchen und in Anspruch zu nehmen. Diese Menschen »mit gestörtem/eingeschränktem Hilfesuchverhalten« wie Kruckenberg es einmal formuliert hat, benötigen in besonderem Maß ein kooperierendes, flexibles und bei Bedarf auch mobiles System, das die besondere Verantwortung für die Kontinuität von Behandlung und Betreuung unter Einbeziehung aller sozialen Problembereiche des betroffenen Menschen übernimmt.

Eine solchermaßen praktizierte soziale Psychiatrie bedarf der Kooperation und Verantwortung, wie sie nur durch eine vernünftige Steuerung gewährleistet werden kann und letztendlich gilt es dabei auch zu bedenken, dass Ausgestaltung und Qualität von Sozialleistungen wesentlich beeinflusst werden durch die Rahmenbedingungen ihrer Finanzierung. Die politische Verantwortung für die gemeindepsychiatrische Versorgung vor Ort tragen, schließt mit ein, dass auch ein Teil der finanziellen Last übernommen werden muss, so wie es in anderen medizinischen Bereichen schon immer der Fall ist.

Der Lösungsansatz durch das Instrument der Integrierten Versorgung wird seit Jahren propagiert, erweist sich in der Realisation für die Psychiatrie jedoch aufgrund der Zersplitterung des Hilfesystems sowie seiner rechtlichen und finanziellen Grundlagen als schwierig durchführbar.

Ein echter Ansatz zur Lösung dieses Problems steckt im Konzept des »trägerübergreifenden Persönlichen Budgets« (§ 17 Abs. 2–6 SGB IX), wobei nach einer umfassenden Bedarfsfeststellung von allen zuständigen Leistungsträgern[2] gemeinsam ein Budget festgelegt wird, mit dessen Hilfe die leistungsberechtigte Person ihren Bedarf an Teilhabeleistungen eigenverantwortlich decken kann. Ganz entscheidend für die Steuerung ist, dass die Rehabilitationsträger nach §§ 10, 12 SGB IX zur Koordinierung ihrer Leistungen und zur Zusammenarbeit verpflichtet sind und zudem die Auskunfts- und Beratungspflicht (§§ 14, 15 SGB I) durch gemeinsame Servicestellen (§§ 22 ff. SGB IX) erfüllen sollen. Neben dieser zentralen Steuerungsregelung hat weiter die Zuständigkeitserklärung (§§ 14, 15 SGB IX) eine eindeutig steuernde Funktion.

Die Voraussetzungen, Handlungsmöglichkeiten und Spielräume für die Steuerung eines Gemeindepsychiatrischen Verbundes auf der kommunalen Ebene müssen gemeinsam gesucht und realisiert werden und dabei sollen sich die Voraussetzungen und Instrumente für die Koordination und Steuerung an klaren Qualitätskriterien orientieren, denn alle Steuerung bedarf der Einordnung in einen Diskurs über die Qualität der zu steuernden Leistungen.

Stärken und Schwächen des Steuerungssystems

Im deutschen Gesundheitswesen herrscht laut Definition des Soziologen und Wohlfahrtsforschers Jens Alber ein »System komplexer Vielfachsteuerung« vor, das auf den einzelnen Regelungsfeldern – ambulante und stationäre Versorgung, Arzneimittelversorgung, Rehabilitation und Pflege – je eigene Steuerungssysteme mit einem spezifischen Mischungsverhältnis aus staatlichen, verbandlichen (korporatistischen) und marktwirtschaftlichen Elementen hervorgebracht hat (vgl. GERLINGER 2006: 91).

Dieses System produziert gerade wegen seiner zahlreichen Fragmentierungen eine Reihe von Fehlsteuerungen, die sich als Qualitätsmängel und Ressourcenverschwendung bemerkbar machen. So gesehen ist es nicht verwunderlich, dass laut Sachverständigenrat für die Konzertierte Aktion im Gesundheitswesen 2002 das deutsche Gesundheitswesen zwar zu den teuersten der Welt gehört, aber im Qualitätsvergleich der wohlhabenden Länder nur einen Platz im Mittelfeld belegt (zitiert nach GERLINGER 2006: 95).

Daneben handelt es sich bei der Gemeindepsychiatrie nicht um einen Versorgungsbereich mit fest eingespielten Strukturen und Finanzierungsregelungen; die jeweiligen Kreise und Kommunen können wenig auf geeignete, bekannte, etablierte Entwicklungsinstrumente und Verfahrensweisen zurückgreifen, um die Umsetzungsprozesse hinsichtlich (neuer) für sinnvoll gehaltener Behandlungs- und Betreuungsformen zielstrebig und zeitnah umzusetzen. Das ist einerseits verunsichernd, andererseits birgt es auch viele Chancen.

Netzwerke als ergänzende Steuerungsinstrumente

Demografischer Wandel, Verschlechterung der Wirtschaftssituation, Arbeitslosigkeit etc. bringen in ihrer Folge eine erhöhte Nachfrage von Leistungen, die die Kommunen finanzieren müssen und deren Ausgaben stetig weiter steigen lassen. Die Kommunen sind in der extrem schwierigen Situation, dass ihre Verpflichtungen seit Langem größer sind als ihre Teilhabe am Steueraufkommen.

Die genannten Verpflichtungen und deren Auswirkungen haben zu einem enormen Ressourcenmangel geführt, sodass sich zunehmend zur Bewältigung dieser Aufgaben eine Kompetenzverschiebung bei der kommunalen Entscheidungsfindung abzeichnet. Im Zuge des durch Liberalisierung und Privatisierung öffentlicher Aufgabenbereiche ausgelösten institutionellen Wandels nehmen auf der einen Seite wettbewerbliche Elemente zu, auf der anderen Seite steigen parallel die Verhandlungs-, Koordinations- und Steuerungsaktivitäten der Kommunen stark an. In dieser Situation bieten sich Netzwerke als Instrument kooperativer Aufgabenerfüllung geradezu an (vgl. WIDMAIER-BERTHOLD 2006: 133). Die zuvor üblicherweise hierarchische kommunale Steuerung erfolgt zunehmend horizontal durch Kooperation und Koordination in freiwilligen Verhandlungssystemen – wozu auch die institutionellen Netzwerke gehören. Diese Form der Steuerung setzt auf Vertrauen und Konsens und respektiert die Selbstständigkeit der Verhandlungspartner. Eine Kombination von politischer Steuerung und gesellschaftlicher Selbststeuerung ist damit entstanden.

Voraussetzung für eine planvolle Gesundheitspolitik ist die systematische Ermittlung der gesundheitlichen Probleme und des gesundheitlichen Bedarfs durch eine anwendungsorientierte Gesundheitsberichterstattung, um entsprechende Gesundheitsziele und Handlungsstrategien ermittelt zu können. In diesem Zusammenhang sowie zu diesem Zweck ist die Partizipation der betroffenen Bürger, Institutionen und Verbände zu stärken, was vorzugsweise in Form von Netzwerken geschehen kann, in denen die beteiligten Akteure kooperieren und sich so auf Bedarfe, Ziele und Strategien zu verständigen. Die Bildung solcher regionalen Netzwerke könnte dazu beitragen, die erwähnte Steuerungslücke auf der kommunalen Ebene zu schließen.

Ziel der Steuerung im Netzwerk des Gemeindepsychiatrischen Verbunds ist es, Strukturen und Prozesse der gemeindepsychiatrischen Versorgung bedarfsorientiert und sozialraumbezogen, trialogisch und partizipativ zu gestalten und die Zersplitterung des Hilfesystems durch Einbeziehung aller relevanten Teilsysteme und Akteure zu überwinden. Dazu bedarf es neben der Netzwerkarbeit und Netzwerksteuerung der klaren Übernahme der Verantwortung durch die kommunalpolitischen Gremien und die Sozialadministration.

Budget-Verantwortung und Steuerung

Seitdem sich die Schere zwischen sinkenden Steuereinnahmen und steigenden Sozialleistungsansprüchen immer mehr geöffnet hat, rückt die Notwendigkeit von fachlicher und fiskalischer Steuerung der steuerfinanzierten Leistungen für psychisch kranke Menschen immer mehr ins Bewusstsein. Betriebswirtschaftliches Denken hielt Einzug in die Soziale Arbeit, Systematische Hilfeplanung und leistungsbezogene Finanzierungskonzepte wurden implementiert und mit dem Konzept eines kommunalen Budgets erfüllt sich die Forderung, Fach- und Ressourcenverantwortung zusammenzuführen.

Um zu verdeutlichen, dass »Budgetierung« Umfassenderes bedeutet als die allgemein in der Gesundheits- und Sozialpolitik verstandene »Deckelung von Haushaltsposten«, hier die Definition aus den Wirtschaftswissenschaften, die »Budgetierung« als Prognose-, Planungs-, Entscheidungs- und Kontrollprozess, der Verfügungsrechte erteilt, Ziele festlegt sowie deren Einhaltung überprüft« bezeichnet. Damit werden wesentliche Aspekte von Steuerung durch Qualitätsentwicklung umschrieben (vgl. PEUKERT 2006: 164).

Das Ziel einer fachlichen wie volkswirtschaftlich erforderlichen Gesamtsteuerung einer Region ließe sich durch Vernetzung der vorhandenen Ressourcen in Form des Gemeindepsychiatrischen Verbundes erreichen, aber es wird erschwert von rechtlichen Hürden und durch enges, nur auf die Kassenlage des jeweiligen Leistungsträgers fixiertes reines Kostenreduzierungsdenken. Die größte Herausforderung bei der Steuerung des Verbundes sind die Konflikte, die sich aus den konträren – ökonomisch oder gemeinwohlorientierten – Denkmustern ergeben.

Da nun die verfügbaren Ressourcen nicht nur in Zeiten wirtschaftlicher Rezession, sondern zu jeder Zeit einer mehr oder weniger starken Begrenzung unterliegen, ist es nicht die Pflicht von Politik und Verwaltung allein, sondern auch die Pflicht der Leistungserbringer und jeder sozial tätigen Person, sich den Herausforderungen der gerechten Verteilung des Mangels konstruktiv zu stellen und Mitverantwortung dafür zu übernehmen, die jeweils sparsamste und wirtschaftlichste Lösung zu finden, ohne dabei die Maxime aus den Augen zu verlieren, dass kein Mensch wegen Art oder Schwere seiner Erkrankung von einer Hilfeleistung zur Teilhabe am Leben in der Gemeinschaft ausgeschlossen werden darf.

Entscheidende Voraussetzung, eine solche gleichermaßen fachliche und wirtschaftliche Lösung zu finden, liegt in der Zusammenführung von Fach- und Ressourcenverantwortung, ausgeübt durch die örtliche Hilfeplankonferenz.

Qualität in der Gemeindepsychiatrischen Arbeit

Der Stellenwert, der dem Begriff der Qualität und Konzepten der Qualitätssicherung inzwischen beigemessen wird, hat sicherlich auch etwas damit zu tun, dass die Zeiten des expansiven quantitativen Wachstums zu Ende sind. Nun muss darauf geachtet werden, dass Qualitätssicherung nicht auf ein Instrument zur Kostenbegrenzung reduziert und nur auf diesem Hintergrund diskutiert wird. Es sind vor allem zwei Aufgaben, die Qualitätssicherung leisten kann:

Nach wie vor gibt es nur wenige objektive Kriterien zur Beurteilung der Qualität von psychiatrischer Arbeit, denn auch in der Psychiatrie muss die Wirksamkeit der eingesetzten Mittel genau beobachtet und dokumentierte werden können. Qualitätsentwicklung und Qualitätssicherung tragen dazu bei, die psychiatrische Arbeit transparent und nachvollziehbar zu machen.

Die Situation in der Sozialen Arbeit wird insgesamt weiter schwierig bleiben oder noch schwieriger werden, denn einerseits werden kaum materielle Zuwächse in relevantem Umfang zu erreichen sein und andererseits nimmt die Zahl der hilfebedürftigen Menschen immer weiter zu. Um den Menschen trotzdem im notwendigen Umfang helfen zu können, müssen die Strukturen und Abläufe im Netz der psychiatrischen Hilfen auf ihre Effizienz hin überprüft werden.

Qualitätssicherung trägt somit zur Optimierung der vorhandenen psychiatrischen Angebote und zur Weiterentwicklung der Gemeindepsychiatrie bei.

Zur historischen Entwicklung des Qualitätsgedankens in der Sozialen Arbeit

Seit den 1970er-Jahren begann man im Bereich persönlicher und sozialer Dienstleistungen über den Qualitätsbegriff zu debattieren, dessen Bedeutung bis dato überwiegend im Zusammenhang mit industrieller Produktion gesehen wurde. In dieser Zeit bis in die 1980er-Jahre wurde Qualität durch ständig zunehmenden »Input« definiert, welcher sich in erster Linie auf die Anzahl und Ausbildung der in den Institutionen tätigen Mitarbeiter bezog. Zusammengefasst bedeutete dies: Je mehr Personal beschäftigt und je höher die durch Aus- und Weiterbildungsabschlüsse nachgewiesene Qualifikation der Mitarbeiter war, umso höher war die Qualität des Ergebnisses. Es war gleichzeitig eine Phase starker personeller »Aufrüstung« in sozialen Einrichtungen, verbunden mit einer stetigen intensiven Kostensteigerung.

Dieser Zustand wurde abrupt zu Beginn der 1990er-Jahre beendet, als der Zustand der öffentlichen Kassen ein weiteres Wachstum nicht mehr zuließ. Kurz danach begannen auch die ersten Überlegungen, Qualitätsmanagementsysteme aus der Wirtschaft zu übernehmen. Eine wesentliche Rolle spielte dabei, dass eine weitere Steigerung des Inputs in Form von personeller Aufrüstung finanziell nicht mehr möglich war und bei näherer Betrachtung der Eindruck entstand, dass Qualifikation und Menge des Personals noch nicht automatisch zu einem guten Arbeitsergebnis (Output) führen. Mit zunehmendem Kostendruck aufgrund der leeren Kassen der öffentlichen Hand und sozialpolitischer Orientierungen zu einem liberaleren Staat, wurden die Träger sozialer Dienstleistungen zu einer effizienteren Dienstleistung angehalten; die Ökonomisierung des Sozialen hatte begonnen.

Die Einführung von Qualitätsmanagement in der Sozialen Arbeit

Mit dem Rückzug des Staates als aktiver Anbieter von Sozialleistungen und dem zunehmenden Konkurrenzdruck unter den privaten Anbietern entstand die Gefahr sinkender Qualität der entsprechenden Leistungen. Dass Qualität bis dahin weitgehend über inputorientierte Merkmale (Strukturen, Prozesse, Aktivitäten) und weniger über outputorientierte Wirkungen formuliert wurde, kam erschwerend hinzu.

Erst unter dem Begriff der »wirkungsorientierten Steuerung« (JSB 2009) hat dann ein Umdenkungsprozess eingesetzt und der Gesetzgeber hat über die Integration von Maßnahmen des Qualitätsmanagements als verpflichtenden Teil der Angebote sozialer Dienstleistungen (z. B. in der Jugend- oder Altenhilfe) das Qualitätsmanagement bei den Trägern sichergestellt.

Das Qualitätsmanagement definiert Standards, die Mindestanforderungen an ein Produkt oder eine Dienstleistung beschreiben. Diese Standards sind zu erfüllen, um eine vereinbarte Leistung zu erbringen. Qualitätsmanagement umfasst Führung, Organisation und Controlling der Qualität, basiert auf den Grundsätzen von Kundenorientierung, Führung, Einbeziehung von Personen, prozessorientiertem Ansatz, systemorientiertem Managementansatz, sachbezogenem Ansatz der Entscheidungsfindung und ständiger Verbesserung und hat die Aufgabe, sicherzustellen, dass die Anforderungen der Klientel und anderer Interessengruppen erfüllt werden. Ziel ist die Umsetzung der von externen und internen Kunden gewünschten Leistungsmerkmale in die Gestaltung unternehmensinterner Prozesse, sodass die Kundenbedürfnisse in Abhängigkeit von den übergeordneten Unternehmenszielen und den Wettbewerbs- und Umweltbedingungen bei großer Robustheit und Fehlerfreiheit der internen Prozesse erfüllt werden. Entscheidend ist, dass dafür zunächst die Bedürfnisse der Kunden als Qualitätsmerkmale identifiziert und nach der Bedeutung für den Kunden gewichtet werden müssen (vgl. DOBSLAW o. J.: 18 ff.).

Rechtliche Aspekte regionaler Qualitätssteuerung

Bei der praktischen Umsetzung regionaler Qualitätssteuerung gilt es eine Vielzahl von rechtlichen Aspekten zu beachten, aber auch zu nutzen, die aufgrund des gegliederten Systems der bundesdeutschen Sozialgesetzgebung in verschiedenen Teilen des Sozialgesetzbuches verankert sind und damit gleichzeitig Chancen und Probleme aufwerfen. Problematisch für die Handhabung und Umsetzung erscheinen vor allem eine gewisse Unübersichtlichkeit, Unterschiede in den jeweiligen Ansprüchen je nach Gesetz (z. B. Leistungen bei Erwerbsunfähigkeit nach SGB II oder SGB XII) und die Frage von Vor- und Nachrangigkeit. Bedeutsame Probleme ergeben sich auch aus der Fragmentierung der Leistungsansprüche nach dem Kausalprinzip.

Das Sozialgesetzbuch bietet schon jetzt gute Möglichkeiten der Umsetzung personenzentrierter Hilfen bzw. regionaler Qualitätssteuerung, wenn auch ein Mehr an Verbindlichkeit und Verpflichtung seitens der Gesetzgebung zu wünschen bleibt.

Als erschwerend für die Umsetzung von Kooperation und Koordination in Richtung einer komplexen Leistungserbringung »wie aus einer Hand« ist das gegliederte System an sich anzusehen, erschwerend kommt hinzu, dass § 30 SGB IV die Versicherungsträger anhält, auf eine eindeutige und ausschließliche Mittelverwendung im Sinne des gesetzlichen Auftrags zu achten, sodass sich die Versicherungsträger dadurch verpflichtet sehen, nur ihren eigenen Auftrag im Auge zu behalten. Regelungen für komplexe Leistungserbringung sind nur an wenigen Stellen verankert und treffen nur Teilbereiche oder enthalten keine ausreichenden Verfahrensregelungen; ein Positivbeispiel hierzu ist die Budgetverordnung in § 17 SGB IX, die Verfahrensregelungen zur Koordination und Abstimmung bei trägerübergreifenden Budgets vorhält.

Auch die Aufsicht über die Versicherungsträger ist gesetzlich geregelt (§ 87 SGB IV), aber nach wie vor stehen Finanzierungsaspekte deutlich stärker im Fokus von Durchführung, Aufsicht und Kontrolle als Aspekte der regionalen Qualitätssteuerung, was unter anderem durch die Berichte der zuständigen Aufsichtsbehörden zum Beispiel des Bundesversicherungsamtes in Bezug auf die gesetzlichen Krankenkassen bestätigt werden kann (vgl. HOLKE 2008: 83).

Qualitätssicherung zwischen fachlichen Notwendigkeiten und sozialpolitischen Realitäten

Eine Diskussion über Qualitätssicherung in der Gemeindepsychiatrie zu beginnen, heißt zuallererst, sich darauf zu verständigen, von welcher Qualität ausgegangen werden soll (vgl. NIERAESE 1995: 29).

Aus gesamtgesellschaftlicher Situation gesehen, stellen sich zunächst Assoziationen ein, die sich mehr um Einsparmotivationen drehen als um das ernsthafte Anliegen, Qualität im Sinne der Betroffenen zu sichern bzw. zum Teil auch erst zu entwickeln. Tatsächlich steht der gesamte gesundheitliche und soziale Angebotsbereich unter großem Rechtfertigungsdruck und es macht Sinn, Zielvorgaben in der Psychiatriereform zu überprüfen, möglicherweise neu zu formulieren.

Dörner bemisst in seinem Beitrag »Aus leeren Kassen Kapital schlagen« Qualität in der Gemeindepsychiatrie danach, wie die von der Expertenkommission benannten vier Grundbedürfnisse (oder Hilfefunktionen) Wohnen, Arbeiten, Behandlung/Rehabilitation und materielle Absicherung für jeden psychisch kranken Menschen vor Ort realisierbar sind (vgl. KLEINSCHNITTGER 1995: 42).

An der Realisierung der genannten Grundbedürfnisse gerade auch für die Menschen, die sich die notwendige Hilfe nicht oder nicht mehr selbst organisieren können, lässt sich die Qualität eines gemeindepsychiatrischen Versorgungsnetzes und natürlich auch die Qualität jeder einzelnen gemeindepsychiatrischen Hilfefunktion bemessen.

Der Gemeindepsychiatrische Verbund als regionales Qualitätsbündnis

Qualitätssicherung und -entwicklung ist für alle (sozial-)psychiatrischen Dienste und Einrichtungen eine Aufgabe und Herausforderung auf der Basis unterschiedlicher gesetzlicher Vorgaben (SGB V, SGB IX, SGB XII ...). In den verschiedenen Sozialgesetzen sind jeweils Rahmenbedingungen für die Qualitätsentwicklung einzelner Einrichtungstypen formuliert. Die Sozialpsychiatrische Strukturentwicklung verfolgt seit dem Bericht der Expertenkommission das Ziel, gemeindepsychiatrische Verbundsysteme zu entwickeln, in denen alle Anbieter gemeindepsychiatrischer Hilfen in koordinierter und kooperativer Weise zusammenarbeiten. Dabei sollte die Konzeptualisierung von Qualitätsmanagementsystemen dem paradigmatischen Wandel der psychiatrischen Versorgung von der Institutionenorientierung zur Personenzentrierung und von der Einrichtungsbezogenheit zur Verbundentwicklung unbedingt Rechnung tragen. Daraus folgt, dass Qualitätsentwicklungssysteme nicht mehr nur für einzelne Einrichtungen konzipiert werden, sondern auch als gemeinsame Aufgabe des Gemeindepsychiatrischen Verbundes definiert sind. Die Forderung der Verbände des Kontaktgesprächs Psychiatrie (2005 a: 1)[3] lautet daher: »Die Gemeindepsychiatrischen Verbünde sollten sich vor diesem Hintergrund als regionale Qualitätsverbünde verstehen und entwickeln.«

Regional ausgerichtete Qualitätsverbünde beinhalten den Aufbau trägerübergreifender Kooperationsstrukturen und deren vertragliche Absicherung mit dem Ziel, personenzentrierte und bedarfsgerechte psychiatrische Hilfen in allen Bereichen des sozialpsychiatrischen Alltags zu gestalten, wozu regional gültige Standards gehören, die auf gemeinsamen bundesweiten Qualitätsindikatoren basieren und die Prinzipien der Personenzentrierung als Leitziele und Grundhaltung zur Geltung bringen (vgl. Verbände des Kontaktgesprächs Psychiatrie 2005 b: 1). Diese gemeinsamen Qualitätsindikatoren gehen über Merkmale der Strukturqualität hinaus und legen ihren Schwerpunkt auf die Dimensionen der Prozess- und Ergebnisqualität.

ProPsychiatrieQualität und leitzielorientiertes Qualitätsverständnis

In der Gemeindepsychiatrie außerhalb der Kliniken ist der Ansatz der APK, Qualitätsansprüche zu formulieren und Bereiche zu differenzieren, in denen Qualitätsansprüchen zu genügen ist, inzwischen vielfältig aufgegriffen worden. Einzelne Träger und Psychiatriefachverbände haben die Struktur der Kontextmatrix der APK aufgegriffen und in ihrem Projekt »ProPsychiatrieQualität« (PPQ) genutzt, um zu verbindlichen Leitlinien und Qualitätsindikatoren für die Dienste und Einrichtungen zu kommen (BEB 2002).

Die Qualitätsanforderungen werden Leitziele genannt und orientieren sich am Prinzip der Personenzentrierung, drücken damit auch übergeordnete Wertvorstellungen aus:

● Autonomie wahren
● Am gesellschaftlichen Leben teilhaben
● Hilfen bedarfsgerecht und personenzentriert erbringen
● Rechte und Würde sicherstellen
● Privatsphäre garantieren
● Sicherheit gewährleisten
● Transparenz herstellen
● Mit Ressourcen nachhaltig umgehen

Mit der Orientierung an diesen Leitzielen können auf regionaler Ebene Qualitätsindikatoren für unterschiedliche Leistungsbereiche erarbeitet und abgestimmt werden (vgl. Verbände des Kontaktgesprächs Psychiatrie 2005 a: 2). Das PPQ-System sieht vor, Dimensionen und Leitziele aufeinander zu beziehen und innerhalb der definierten Dimensionen (s. o.) für detaillierte Leistungsaspekte Qualitätsindikatoren zu formulieren, anhand derer später auch die Zielerreichung eingeschätzt werden kann. Die leitzielorientierte Entwicklung von Qualitätsindikatoren steht für die PPQ-Arbeitsgruppe im Vordergrund. Ziel ist, in partizipativen Prozessen unter Mitarbeit von Träger, Mitarbeiterinnen und Mitarbeitern und unter Einbeziehung von Psychiatrie-Erfahrenen und Angehörigen in jeder Dimension für alle Leitziele solche Qualitätsindikatoren zu formulieren (vgl. BEB 2002: 30 ff.).

Hier wird deutlich, dass in der Gemeindepsychiatrie der Schwerpunkt auf einer werte- und prinzipienorientierten Qualitätsentwicklung liegt. Weiterhin wird sowohl in der Kontextmatrix der APK als auch im PPQ-Ansatz der Patienten- und Angehörigenbeteiligung eine bedeutsame Stellung zugewiesen und trägerübergreifende Kooperation und Gemeinwesenarbeit ausdrücklich einbezogen (vgl. a. a. O.: 100 ff.).

Ergebnisqualität und regionale Qualität als zentrale Bezugspunkte

Unter Beachtung des Paradigmas der Personenzentrierung kommt der Ergebnisqualität als Aspekt der Qualitätsentwicklung in der Gemeindepsychiatrie eine ganz besonders zentrale Bedeutung zu, wirft aber auch wieder die Frage auf, wie die Ergebnisse gemessen und qualitativ beurteilt werden können. Dazu bietet sich beispielsweise der Zielerreichungsbogen des IBRPs an, der, wie in den Hilfeplankonferenzen bei Folgevorstellung bereits praktiziert, bei gewissenhafter, gemeinsam mit dem betroffenen Menschen erfolgter Einschätzung, eine gute Möglichkeit bietet, über den Grad der Zielerreichung die Ergebnisqualität zu definieren. Eine weitere Möglichkeit der Erhebung liegt auf jeden Fall auch in Nutzer- und Angehörigenbefragungen, die zunehmend an Bedeutung gewinnen und – wenn auch noch viel zu selten – zur Ermittlung der Ergebnisqualität ebenso dienen können wie der Evaluation der Dienstleistungsprozesse, was zugleich der als Grundlage von Qualitätsdiskussionen notwendigen Dokumentation zuarbeitet. Denn »was man zur Optimierung der psychiatrischen Versorgung vor allem braucht, ist ein Mindestmaß an Daten über die Versorgungsrealität« (CORDING o. J.: 229).

Ein weiterer besonders bedeutsamer Bezugspunkt, der ebenfalls bereits mehrfach angesprochen wurde, ist die regionale Qualität. Nicht der einzelne Dienst oder die einzelne Einrichtung – deren Qualitätsstandard selbstverständlich wichtig sind – ist auf längere Sicht gesehen entscheidend für den Effekt der Hilfen bezogen auf den einzelnen Menschen, sondern die »Qualität der gesamten Wertschöpfungskette« (PEUKERT o.J.), die erst bei entsprechender trägerübergreifender Kooperation innerhalb der Region gewährleistet ist.

Die Bundesarbeitsgemeinschaft Gemeindepsychiatrischer Verbünde

Zur Umsetzung dieses Anspruchs hat sich im März 2006, initiiert durch die APK, zur Verbesserung der Steuerung regionaler psychiatrischer Hilfen, fußend auf dem Abschlussbericht des Projektes »Implementation personenzentrierter Hilfen in der psychiatrischen Versorgung« vom Oktober 2004, die Bundesarbeitsgemeinschaft Gemeindepsychiatrischer Verbünde (BAG GPV) gegründet. Kern der APK-Initiative war, über einen bundesweiten Zusammenschluss von Regionen mit gemeinsam definierten Ansprüchen an die eigene Verbundstruktur und die Qualität des regionalen psychiatrischen Hilfesystems die bundesweite Entwicklung der gemeindepsychiatrischen personenzentrierten Arbeit zu fördern und als zentrales Anliegen mit dem Begriff des Gemeindepsychiatrischen Verbundes auch Qualitätsansprüche an sich selbst zu formulieren (vgl. ROSEMANN 2006: 13).
Die Qualitätsstandards der BAG GPV lassen sich verschiedenen Ebenen zuordnen, die sich beziehen auf:
- Leistungserbringung im Einzelfall
- Kooperation im Einzelfall
- Sicherstellung der notwendigen Hilfen in der Regionen
- Organisation der Arbeit im Verbundsysteme

Personenzentrierte Hilfen sollen bedarfsgerecht, individuell, flexibel, zeitgerecht, abgestimmt und wirtschaftlich erbracht werden und zwar grundsätzlich im Versorgungsgebiet. Qualitätsstandards sind:

Leistungserbringung im Einzelfall
- Konsequente Orientierung am individuellen Bedarf
- Vorrang nicht psychiatrischer Hilfen

- Beachtung des Rechts auf Selbstbestimmung
- Zusammenarbeit mit Angehörigen und sonstigen Bezugspersonen
- Zusammenarbeit mit Selbsthilfegruppen
- Fortbildung, Supervision und Qualifizierung
- Beachtung des Datenschutzes und des Rechts auf informationelle Selbstbestimmung

Kooperation im Einzelfall

- Integrierte, zielorientierte, lebensfeldbezogene Hilfeplanung (z. B. mit dem IBRP)
- Mitarbeit bei Personenkonferenzen
- Einrichtungsübergreifende koordinierende Bezugsperson
- Hilfeplankonferenz
- Regelungen zur Zuständigkeit

Sicherstellung der notwendigen Hilfen in der Region

- Kontinuierliche Überprüfung und Anpassung der Angebote in der Region
- Bereitstellung der Leistungen als Komplexleistung
- Gemeinsames Beschwerdemanagement

Organisation der Arbeit im Verbund

- Schriftlicher Kooperationsvertrag
- Zusammenschluss der wesentlichen Leistungserbringer
- Beteiligung der Kommune am Gemeindepsychiatrischen Verbund
- Definiertes Versorgungsgebiet und Regelungen zur Versorgungsverpflichtung
- Verbindliche Vertretung
- Regelungen zu gemeinsamen Qualitätsmanagement
- Pflicht, jeden aufzunehmen, der die Qualitätskriterien akzeptiert
- Kontinuierlicher Austausch mit Selbsthilfeorganisationen der Psychiatrie-Erfahrenen und Angehörigen

Qualität durch wirkungsorientierte Steuerung

Der von JSB (2009) entwickelte Managementansatz zur wirkungsorientierten Steuerung gibt Antwort auf die Fragen, wie man Finanzen, Leistungen und Angebote so steuern kann, dass sie ihre optimale Wirkung entfalten und orientiert sich dabei nicht an Input oder Output, sondern gezielt an Wirkungen, um Ressourcen und Engagement nicht zu verschwenden.

Die Kernelemente der wirkungsorientierten Steuerung sind:

- Gemeinsam in eine Richtung gehen: Wirkungsziele festlegen
- Verbindlichkeit schaffen: Wirkungsverträge und wirkungsorientierte Vereinbarungen zur Qualitätsentwicklung abschließen
- Konsequenzen zeigen: Mittel wirkungsorientiert verteilen
- Beteiligung ernst nehmen: Bedürfnisse und Bedarf gemeinsam definieren
- Erfolge absichern: Wirkungsmessung/Wirkungscontrolling im Dialog erreichen

Wirkungsorientiert zu arbeiten heißt, etwas zu wissen über die individuellen Ergebnisse der Leistungsinanspruchnahme und die Qualität der einzelnen Leistungen oder anders ausgedrückt: Was kommt dabei heraus, nachdem ein bestimmter fachlicher und finanzieller Aufwand in das System hineingesteckt wurde? Wie kann man dieses System so beleuchten, dass transparent wird, welche Ergebnisse und welche Qualität mit welchem Aufwand verbunden sind?

Dieses neue System soll als generelles Modell für die inhaltliche Ausrichtung und finanzielle Ausstattung von sozialen Dienstleistungen dienen und wird »eine erhebliche inhaltliche Qualitätsverbesserung bei der Beurteilung kommunaler Finanzierungskulissen ermöglichen. Gleichzeitig bringt die wirkungsorientierte Steuerung Bewegung in die Landschaft, die Träger überdenken und verbessern ihre Angebote, um bei der wirkungsorientierten Mittelvergabe zum Zuge zu kommen« (STEIN 2007: 132).

Bisher gibt es zu Fragen der Wirkungsorientierung abgesehen von regional unterschiedlich ausdifferenzierten Statistiken zu den Ausgaben der einzelnen Einrichtungen oder Leistungsbereiche und einer Diskussion um Strukturqualität (Personalschlüssel, berufliche Qualifikation, Ausstattung etc.) wenig Wissen. Ingmar Steinhart bezeichnet das System der Leistungen der Eingliederungshilfe in diesem Zusammenhang als eine »Blackbox« (vgl. STEINHART 2009: 168).

Da wir es im Bereich der sozialen Dienstleistungen kaum mit konkret fassbaren, hergestellten Produkten und damit »harten Faktoren« zu tun haben, sondern mit vielen sogenannten »weichen Faktoren« wie individuelle Erwartungen des Nutzers, individuelle Krankheitsverläufe, Konzeption des Anbieters, Eigenschaften der Mitarbeiter und vielen anderen mehr, verlangt eine Bewertung von Ergebnis, Wirkung und Qualität einer Leistung unbedingt die konsequente Einbeziehung der Nutzerinnen und Nutzer. Eine qualitativ gute personenorientierte Gestaltung des Versorgungssystems lässt sich nur realisieren, wenn Wissen über die durch die Nutzer definierte Qualität einzelner Leistungen und der Leistungen in komplexer Form vorhanden ist.

Wiewohl die Zielerreichungsbögen des IBRP und Nutzerbefragungen Auskünfte geben über Ergebnisse und auch eine qualitative Bewertung im Einzelfall teilweise möglich ist, fehlen bisher wissenschaftlich begleitete Projekte, in denen der Versuch gemacht wird, Wirkungen und Ergebnisqualität sozialer Arbeit in der Sozialpsychiatrie zu dokumentieren und den genannten Kriterien Rechnung zu tragen.

Empirisches Zwischenkapitel

Forschungstätigkeit zum Thema

Um möglichst nahe an der Realität liegende Aussagen zur Qualität des Verbundes treffen zu können, wurden umfassende und genaue Informationen von den Personen benötigt, die durch ihre tägliche Arbeit in ihren Einrichtungen und Diensten innerhalb des Verbundes mit dem Thema bewusst oder unbewusst konfrontierte sind.

Die Frage, die zu beantworten versucht wurde, lautete: Was heißt Qualität in der täglichen Arbeit in der Gemeindepsychiatrie? Konkret: Was macht zum jetzigen Zeitpunkt Qualität im Gemeindepsychiatrischen Verbund der Stadt Wiesbaden aus? Wie sollte die Qualität im Gemeindepsychiatrischen Verbund der Stadt Wiesbaden aussehen? Was ist dem Verbund in Wiesbaden als Qualität wichtig, wie sehen Qualitätskriterien in welchen Bereichen aus, wo sind Qualitätsstandards erreicht, was fehlt, was ist anzustreben, was wird als nachrangig angesehen?

Weiter von Interesse war es zu erfahren, ob Personen von der Leitungsebene eine andere Sichtweise bezüglich Qualität, Qualitätskriterien und -standards haben bzw. die Situation im Gemeindepsychiatrischen Verbund Wiesbaden anders bewerten als Personen von der Mitarbeiterebene.

Ziel war, eine qualitativen Einordnung der in Erfahrung gebrachten, von den Mitarbeitern beschriebenen Qualitätsmerkmale und -standards zu erreichen, indem diese in Beziehung gesetzt wurden zu den von der BAG GPV erarbeiteten Qualitätsstandards für Gemeindepsychiatrische Verbünde.

Es wurden Gruppeninterviews – einmal auf Leitungsebene und einmal auf Mitarbeiterebene – in Form von Gruppendiskussionen zum Thema durchgeführt.

Für die Interpretation der Ergebnisse ist von Bedeutung, dass die durchführende Person der Interviews und der Auswertung (die Verfasserin) allen Interviewteilnehmern durch ihre Funktion als Mitglied und langjährige Leiterin der Hilfeplankonferenz gut bekannt ist und daher auch mit einer Verfälschung der Ergebnisse aufgrund eines Antwortverhaltens nach sozialer Erwünschtheit zu rechnen ist.

Nahezu alle relevanten Versorgungsbereiche innerhalb des Wiesbadener Verbundes – der Bereich Wohnen mit Wohnheim bzw. Wohnverbundleitung – von vier verschiedenen Trägern waren beteiligt, je zwei mit Schwerpunkt psychische Erkrankung bzw. Sucht-/Korsakow-Erkrankung; ein Betreutes Wohnen für sowohl psychisch kranke als auch suchtkranke Menschen, eine Psychiatrische Institutsambulanz einer der beiden für Wiesbaden zuständigen Kliniken und der Landeswohlfahrtsverband als überörtlicher Kostenträger. Die Kommune war bei der Diskussion nicht vertreten.

Die Gruppeninterviews wurden transkribiert und mit der Cut-and-paste-Methode getrennt für beide befragte Gruppen ausgewertet. Die Kategorien wurden analog der Qualitätskriterien der BAG GPV gebildet und die Beiträge zunächst unter den Gesichtspunkten der verschiedenen Ebenen (Klientenebene, Einrichtungsebene und Verbundebene), denen sich die genannten Qualitätsstandards zuordnen lassen, aufgeführt. Dann erfolgte jeweils eine Bündelung nach der Fragestellung, welche Qualitätsstandards sind für den Wiesbadener Verbund wichtig, welche sind bereits vorhanden, müssen verbessert werden, welche fehlen, was muss als Nächstes angestrebt werden. Schließlich ging es noch darum, mögliche Unterschiede und Gemeinsamkeiten der Aussagen von Leitungspersonen und Mitarbeiterinnen und Mitarbeitern aufzuzeigen.

Auswertung der Ergebnisse

Gemeinsame Schwerpunkte von Leitungen und Mitarbeiterinnen und Mitarbeitern zu den Aspekten, was Qualität in der gemeindepsychiatrischen Verbundarbeit in Wiesbaden in erster Linie ausmacht, gibt es auf allen beschriebenen Qualitätsstandardebenen. Es zeigt sich aber auch, dass gemeinsame Schnittmengen in erster Linie auf der Ebene der Leistungserbringung im Einzelfall zu finden sind. Deutlich weniger gemeinsame Aussagen gibt es im Bereich der Kooperation im Einzelfall und für die Ebene Sicherstellung der notwendigen Hilfen in der Region. Für den Bereich Organisation der Arbeit im Verbund sind am wenigsten gemeinsame Schwerpunkte zu finden.

Auch in der Darstellung der Unterschiede zwischen Leitungs- und Mitarbeiterebene wird die bisherige Kategorisierung nach den Ebenen der BAG GPV weiter durchgeführt.

Es ist unschwer zu erkennen, dass die Gewichtung dessen, was für die Qualität der gemeindepsychiatrischen Arbeit von Mitarbeiterseite als entscheidend angesehen wird, zu einem großen Teil auf der Ebene der Leistungserbringung im Einzelfall und auch, in etwas geringerem Maße, auf der Ebene Kooperation im Einzelfall zu finden ist. Auf den anderen Ebenen gibt es deutlich weniger Aussagen. Von Leitungsseite her gesehen liegen die Schwerpunkte – fast umgekehrt proportional – weniger auf der Einzelfallebene als auf der Ebene regionaler Qualitätsfragen und direkt auf der Ebene der Organisation der Arbeit im Verbund.

Um zu einer angemessenen Interpretation und zutreffenden Bedeutung der Forschungsergebnisse zu gelangen, wurden diese, über die Deskription der Forschungsergebnisse und deren erste Konfrontation auf Ebene der beiden Diskussionsgruppen hinaus, zum einen in Bezug gesetzt zur Praxis, d. h. zur gemeindpsychiatrischen Situation vor Ort unter Berücksichtigung der Entwicklungsgeschichte des Gemeindepsychiatrischen Verbundes der Stadt Wiesbaden und der besonderen Verhältnisse durch die Teilnahme an den Implementationsprojekten[4] und zum anderen vor dem vorhandenen theoretischen Hintergrund gesehen, um schließlich den Versuch zu unternehmen, die Bedeutung der Forschungsergebnisse für die Zukunft des Verbundes in Wiesbaden aufzuzeigen.

Besondere Verhältnisse vor Ort: Die Modellprojekte zur Implementation personenzentrierter Hilfen in Hessen

Nach entsprechenden Vorplanungen wurde im Frühjahr 2003 in Wiesbaden, gemeinsam mit neun weiteren hessischen Gebietskörperschaften, mit der Implementation personenzentrierter Hilfen für seelisch behinderte Menschen begonnen (vgl. KUNZE et al. 2008). Daran beteiligten sich sämtliche Leistungserbringer der Gemeindepsychiatrie, einschließlich der Psychiatrischen Kliniken sowie die Kostenträger für die Eingliederungshilfen. In Wiesbaden wurde die Zielgruppe der Menschen mit Abhängigkeitserkrankungen seit Beginn mit einbezogen; somit wurde auf mögliche Überschneidungen im Sinne von Doppeldiagnosen Psychose und Sucht sofort eingegangen, was nicht in allen Regionen so erfolgte. Die Zielgruppe Kinder und Jugendliche blieb aufgrund der Zuständigkeit des Jugendhilfeträgers unberücksichtigt.

Es wurde eine regionale Vereinbarung mit der Stadt Wiesbaden, dem LWV als Leistungsträger und allen örtlichen Trägern als Leistungsanbieter unter Führung des Hessischen Sozialministeriums erarbeitet, unterschrieben und als Implementationsprojekt umgesetzt. Die qualitative Umsetzung erfolgte über die Hilfeplanung mit dem IBRP und dem Verfahren Hilfeplankonferenz (01.01.2004); Steuerung und Sozialplanung über die Begleitgruppe, die nach Projektbeendigung in »Strukturkonferenz« umbenannt wurde, und mit dem Bogen zur Regionalen Zielplanung für die Psychiatrie. Aufgrund der positiven Ergebnisse dieses Implementationsprojektes wurde das Verfahren als einheitliches Standardverfahren zur Hilfebedarfsfeststellung, -bemessung und -planung für die Stadt Wiesbaden übernommen und wird bis heute so weiter geführt.

Das Projekt Personalbemessung, welches wenige Monate später gestartet wurde, hatte zum Ziel – auf Grundlage des IBRP – nicht nur die qualitative, sondern auch die quantitative Beschreibung von Hilfebedarfen durch die Bemessung des (psychiatrisch-)professionellen Zeitaufwandes, der zur Erreichung der vereinbarten Ziele erforderlich ist, zu erfassen. Das Projekt mündete zum 01.01.2005 im Projekt Leistungsfinanzierung, das die betriebswirtschaftliche Realisierung der zeitbasierten Finanzierung bis Oktober 2007 erprobte und seither als regelhaftes Finanzierungssystem weitergeführt wird.

Mit den Implementationsprojekten kam es in Hessen und speziell in Wiesbaden erstmalig in größerem Umfang zu der Einführung einer systematischen individuellen Hilfeplanung, regionalen Hilfeplankonferenzen mit Beteiligung des örtlichen und überörtlichen Trägers der Sozialhilfe und verbindlichen Vereinbarungen zur regionalen gemeindepsychiatrischen Zusammenarbeit (vgl. KUNZE & KRÜGER 2008: 21).

Im Vordergrund standen Ziele, um den Klienten in ihren Lebensfeldern individuelle Hilfen bieten zu können: Eine intensivere Qualitätssicherung durch Umstellung auf den personenzentrierten Ansatz mit der Übernahme und Erfüllung von Pflichtversorgungsaufgaben. Träger- und einrichtungsübergreifende Kooperation und Koordination, leistungsübergreifende Kooperation und Koordination, detaillierte, aussagefähige Dokumentation der Leistungen im Einzelfall, Berücksichtigung der Wirtschaftlichkeit, finanzielle Steuerung und Optimierung des Ressourceneinsatzes (vgl. TIGGEMANN et al. 2008: 27).

Im Mittelpunkt der Projektvereinbarungen (vgl. LWV Hessen 2007: 7) standen Qualitätsverbesserung durch konsequente Orientierung am individuellen Hilfebedarf, personenzentrierte Zusammenarbeit der Berater und Therapeuten und Übernahme regionaler Versorgungsverantwortung bzw. Beteiligung an regionaler Steuerung.

Auf einer ersten – einzelfallbezogenen – Ebene kann als Ergebnis festgehalten werden, dass nunmehr ein Verfahren und Instrument existiert, um eine einheitliche Zugangs- und Verlaufsteuerung sicherzustellen und durch die zielorientierte Hilfeplanung die Überprüfung (Zielerreichung) im Verfahren mit angelegt ist.

Auf einer zweiten – steuerungsbezogenen – Ebene zeigen sich Ergebnisse in deutlicher Verbesserung der Kooperation innerhalb der Teams und über die Grenzen der einzelnen Leistungserbringer hinaus aufgrund des einheitlichen Verfahrens, der erforderlichen Abstimmung und der gemeinsamen regionalen Fortbildung. Außerdem wurde die Kooperation zwischen örtlichem und überörtlichem Träger deutlich vertrauensvoller. Es entwickelte sich ein regionales »Wir-Verständnis«, hohes Vertrauen untereinander und deutlich erkennbarer Konkurrenzabbau. Insgesamt war und ist eine positive Haltung bei der gemeinsamen Suche nach individuellen Lösungen erkennbar (vgl. a. a. O.: 34).

Als Fortschritt wird vor allem die neu entstandene positive Kultur der Zusammenarbeit, »eine konstruktive Atmosphäre für Absprachen und Regelungen und ein verbesserter Umgangsstil« aller Beteiligten miteinander, sowie die erhöhte Transparenz hinsichtlich des Bedarfs und der Leistungserbringung genannt, aber auch der »bessere Überblick über die regionale Versorgung« und vor allem auch »verbesserte Möglichkeiten der Versorgung schwieriger Klienten«. Darüber hinaus werden die verbesserten und erweiterten Kooperationsstrukturen und die Optimierung von Verfahrensabläufen betont (vgl. GABLER-SCHRÖTER 2008: 47).

Bedeutung der Forschungsergebnisse für die Praxis

Es wird deutlich, dass hier ein Prozess vorliegt, der eine inhaltliche Beschäftigung mit dem Thema über Jahre hinweg gefördert hat und somit von einem Entwicklungsprozess ausgegangen werden kann, der zum Zeitpunkt der Befragung die Wirkung aufzeigt, dass *alle* Befragten die individuelle Hilfeplanung, wie sie aus dem Paradigma der Personenzentrierung hervorgeht, als wichtige Grundlage für die Qualität gemeindepsychiatrischer Arbeit ansehen. Dass die Hilfeplanung gemeinsam und integriert, mithilfe eines standardisierten Instrumentes verbindlich durchgeführt werden soll, wird als Basis guter Arbeit verstanden und die koordinierende Bezugsperson, wie sie erstmalig mit der Benennung im IBRP und durch ihre besondere Funktion zu einer bedeutenden Größe für Zuständigkeit, Kooperation und Verbindlichkeit wird, erhält eine sehr hohe Bedeutung in diesem Prozess. Eine Bedeutung, die als wesentlich für die Qualität der Arbeit angesehen wird, aber die sowohl von den koordinierenden Bezugspersonen selbst, als auch von anderer professioneller Seite aus noch lange nicht deutlich erkannt und daher sehr unterschiedlich beachtet wird und deshalb weiterer Unterstützung bedarf. Betont wird auch der positive Effekt[5] hinsichtlich Vertrauensbildung und Verantwortungsübernahme, der bei Mitarbeiterinnen und Mitarbeitern mit dieser Funktion zu beobachten ist.
In diesem Zusammenhang weisen beide Ebenen darauf hin, dass das Bestehen eines Netzwerkes bzw. die Mitarbeit in einem Verbund als

entscheidende Grundvoraussetzung zur Verwirklichung qualitativ guter Arbeit im Sinne des personenzentrierten Ansatzes als notwendig und sinnvoll erachtet wird.

Die Bedeutung der Einbeziehung der Betroffenen, die einen deutlich höheren Stellenwert durch die personenzentrierte Blickrichtung gewonnen hat, wird von beiden Ebenen in diesem Sinne positiv hervorgehoben und ist damit in der konkreten Arbeit, wie auch in den Interviews beschrieben, selbstverständlicher geworden. Dies kann auch mit den Ergebnissen aus den einzelnen Projektberichten (vgl. LWV Hessen 2007) bestätigt werden.

Als ebenso wichtig wird von beiden Seiten die Orientierung an dem entsprechenden Sozialraum, mit der Bedeutung von persönlichen sozialen Beziehungen einer jeden Person auch außerhalb der üblichen professionellen Angebote gesehen und für eine gelingende Unterstützung als notwendig erachtet. Die Problematik der Verwirklichung wird erkannt, das bisher Erreichte durchaus verschieden bewertet, aber auch signalisiert, dass Bereitschaft vorhanden ist, diesbezüglich von professioneller Seite unterstützend und initiierend tätig zu sein, um auch hier eine möglichst hohe Qualität zu erreichen.

Zur Verpflichtung der Hilfeerbringung im Versorgungsgebiet gibt es die Aussage von Leistungsebene, dass in der Region versorgt wird und nicht außerhalb, wenn es irgendwie geht, auch wenn Kapazitäten fehlen oder Wartelisten[6] entstehen. Dieses Selbstverständnis findet sich auch in der Sichtweise auf Mitarbeiterebene wieder, wenn deutlich vertreten wird, dass für alle Betroffenen, auch für schwierige und schwerstgeschädigte Klientel, ein Angebot aufgebaut werden müsste. Hier wird klar, dass dieser Qualitätsaspekt in Einzelfällen bzw. bei einer Gruppe besonders schwieriger Klientel in der konsequenten Verwirklichung als problematisch eingestuft, aber dennoch als Qualitätsziel aufrechterhalten wird.

Betonung der einzelfallbezogenen Sichtweise der Mitarbeiter

Von Mitarbeiterseite her wird sehr viel detaillierter auf den Themenkomplex rund um die ›neue‹ Art der individuellen Hilfeerbringung auf der einzelfallbezogenen Ebene eingegangen und auch Punkte als wichtig für die Qualität der Leistungserbringung genannt, die von Leitungsebene in den Interviews nicht erwähnt werden. Das zeigt, wie nah man von dieser Seite an der direkten Fallarbeit steht und dieser eine besondere Bedeutung zukommt. Hierzu gehören die Berücksichtigung nicht psychiatrischer Hilfen und die Zusammenarbeit mit Angehörigen und sonstigen Bezugspersonen, die zwar zeitintensiv sind, aber als bedeutsam angesehen werden. Allerdings erfolgt die Einbeziehung meist mehr »informell«, weniger standardmäßig und die Vermutung kommt auf, dass hier viele persönliche und zufällige Gegebenheiten eine Rolle bezüglich der Zusammenarbeit spielen, die im Sinne von qualitätssichernden Maßnahmen in Richtung einer selbstverständlichen Einbeziehung berücksichtigt werden müssten.

Weiter wurden in der Gruppendiskussion auf Mitarbeiterebene Rechte der Betroffenen hinsichtlich Datenschutzes, Selbstbestimmung und Einbeziehung als Ausdruck qualitativer Notwendigkeit benannt, gleichzeitig Ängste, etwas falsch zu machen und Klienten zu schaden angesprochen und Unsicherheit, wie man eben auch im Austausch im Verbund mit diesem Thema korrekt umgehen kann. Anscheinend besteht hier Regelungsbedarf, wie Kommunikation und Kooperation innerhalb des Netzwerkes gleichzeitig gewinnbringend und korrekt ablaufen kann.

Qualifikation der Mitarbeiter und Arbeitsbedingungen

Ein Komplex, der von Leitungsebene nicht angesprochen, aber von der Mitarbeiterseite sehr ausführlich als Grundbedingungen guter Leistungserbringung thematisiert wurde, bezog sich auf alle Arbeitsbedingungen äußerlicher wie inhaltlicher Art inklusive der Möglichkeit von Fortbildung und Qualifikation. Die Beurteilung der Beteiligten über den Stellenwert dieser Bedingungen lag auf einer Ebene, allerdings gingen die Aussagen über die Ausgestaltung der diesbezüglichen Möglichkeiten in den einzelnen Einrichtungen weit auseinander. Die mehr oder weniger (tariflich) festgeschriebenen Ansprüche zu Fort- und Weiterbildung sowie Supervision werden durchgängig geboten und mancherorts auch besonders gefördert, zum Teil auch durch einrichtungsübergreifende oder andere spezielle Angebote direkt über die eigene Institution. Im Bereich der Teilnahme an Fachveranstaltungen oder Mitarbeit in Gremien ist die Umgangsweise allerdings sehr unterschiedlich zwischen »möglichst wenig oder gar nicht teilnehmen dürfen« und »dazu aufgefordert werden« liegt eine große Spannbreite. Ähnlich unterschiedlich sieht es bei der Einbeziehung der Mitarbeiter in die Festlegung äußerer Bedingungen wie Öffnungszeiten o. Ä., Konzeptentwicklung und Verbundarbeit aus, die von einigen vermisst wird und diesbezüglich zu Unzufriedenheit führt. Hier und vor allem in Beziehung auf Beachtung, Anerkennung und Unterstützung durch die Vorgesetzten und hinsichtlich der Fürsorgepflicht des Arbeitgebers wird ein grundlegender Mangel thematisiert, der über bloße Unzufriedenheit hinaus eine grundsätzliche Missachtung der Person und ihres ›Stellenwertes‹ anprangert und Veränderungen einfordert.

Unterschiedliche Sicht zu Effektivität und Effizienz

Ein weiterer Aspekt mit Auswirkungen auf die Qualität der Arbeit in der Praxis ist die unterschiedliche Bewertung der Effektivität und Effizienz von Hilfeplan und Hilfeplankonferenz. Wo von Leitungsebene vor allem die positive Entwicklung hinsichtlich Schonung bzw. optimaler Nutzung vorhandener Ressourcen, besonders auch durch die Flexibilität des Leistungsfinanzierungssystems, betont wird, sehen sich manche Mitarbeiterinnen und Mitarbeiter gerade durch dieses System zeitlich unter Druck gesetzt und daran gehindert, sich an kreativer Arbeit zu beteiligen, die außerhalb der direkt klientenbezogenen Leistungserbringung liegt. Auch wird das Verfahren der Hilfeplankonferenz von Mitarbeiterseite nicht nur positiv gesehen, sondern zum Teil bei besonders schwierigen Vorstellungen, als wenig hilfreich erlebt und dann erfolgen Lösungen eher einrichtungsorientiert.[7] Hierin steckt einiges an Konfliktpotenzial und grundsätzlichen Probleme, die angegangen werden müssen, um Instrument und Verfahren tatsächlich personenzentriert und optimal nutzen zu können. Dies zeigt sich auch hinsichtlich der von der Mitarbeiterschaft genannten Nachteile des neuen Verfahrens (Stichwort Folgen der Fachleistungsstunde), welches von einigen als Belastung und zunehmender Druck empfunden wird und im Zusammenhang mit den im Interview ausführlichst diskutierten Arbeitbedingungen darauf hinweist, dass sich ihre persönliche Situation – im Gegensatz zu der der Klientel, die insgesamt durch den personenzentrierten Ansatz als positiv verändert eingeschätzt wird – verschlechtert hat.

Bedeutung der Schnittstellenproblematik

Sowohl Leitungen als auch Mitarbeiterinnen und Mitarbeiter sehen einen Verbesserungsbedarf mit Schnittenstellen innerhalb der gemeindepsychiatrischen Arbeit und bezeichnen dabei besonders die Schnittstelle Klinik, speziell das sogenannte Entlassmanagement als problematisch. Beide fordern eine verbesserte Kommunikation und Kooperation und auch hier zeigt sich, dass von Mitarbeiterseite intensiver auf Diskrepanzen, die in den Sicht- und Arbeitsweisen von Gemeindepsychiatrie und Klinik, aber auch in der Einschätzung von Hilfebedarfen besteht, eingegangen wird. Dies deutet darauf hin, dass Mitarbeiterinnen und Mitarbeiter mehr unter diesen Diskrepanzen zu leiden haben, was wiederum verständlich ist, da sie diejenigen sind, die direkt vor Ort in der Einzelfallhilfe arbeiten und mit anderen (gemeindepsychiatrischen) Bereichen kooperieren müssen.

Regionsbezogene und Verbundarbeit

Hier gibt es gemeinsame Einschätzungen zu fehlenden bzw. unzureichenden Bausteinen innerhalb der Angebotslandschaft der Region Wiesbaden; von fehlenden Bausteinen bzw. fehlenden Angeboten ist die Rede und es wird nicht immer deutlich, ob da die gesuchte individuelle Hilfefunktion gemeint ist oder doch ein festes (institutionalisiertes) Angebot, in welches die Betroffenen »hineinpassen«. Dies weist darauf hin, dass die angestrebte Umsteuerung angebotsorientierter Einrichtungsbausteine zu bedarfsorientierten Hilfefunktionen (unabhängig von Leitungs- oder Mitarbeiterebene) nicht immer und überall gelingt.

Weiter wird ersichtlich, dass bezüglich der Dokumentation der festgestellten Mängel ein standardisiertes Prozedere fehlt bzw. dass ein solches Prozedere des Festhaltens von Differenzen zwischen notwendiger und realisierter Hilfe über die Auswertung der Hilfepläne in der Hilfeplankonferenz, nicht ausreichend kommuniziert wird. Ein solches Verfahren ist erst in Grundzügen vorhanden.

Auf Leitungsseite wird der Verbundgesichtspunkt stärker betont, wenn an eine einrichtungsübergreifende Dokumentation als Grundlage für die angestrebte regelmäßige regionale Gesundheitsberichterstattung und weiter an entsprechende Planungs- und Steuerungsmaßnahmen gedacht wird. In diesem Zusammenhang wird deutlich, dass die Funktion des Steuerungsgremiums und der Erhebungsbogen für die regionale Zielplanung für die Psychiatrie wenig im Bewusstsein auf Mitarbeiterebene verankert sind. Dies kann einerseits auf mangelnde Kommunikation, wie sie denn auch von dieser Seite als verbesserungswürdiges Merkmal benannt wird, andererseits aber auch als geringere Bewertung der Wichtigkeit zurückzuführen sein.

In Bezug auf gemeindepsychiatrische Arbeit im Verbund fällt wiederum auf, dass Leitungen positiv gefärbte Grundaussagen bezüglich der durch die Verbundarbeit ermöglichten Erbringung von Komplexleistungen machen und von Mitarbeiterseite eine kritische bis negative Einschätzung zum Stichwort Gemeindepsychiatrie oder doch eher Psychiatriegemeinde kommt.

Diese Polarisierung hat etwas von einer grundsätzlich eher positiv bzw. negativ gefärbten Sichtweise der beiden Gruppen. Gründe dafür könnten darin liegen, dass die Leitungen als Mitglieder der Hilfeplankonferenz häufiger und anders die Ergebnisse der dortigen Verhandlungen erleben und aufgrund der erwähnten, tatsächlich vorhandenen positiven Entwicklungen und ihrer starken persönlichen Verbundenheit damit insgesamt eine positive Einschätzung haben und die Sicht der Mitarbeiterschaft aufgrund der empfundenen zunehmenden persönlichen Belastungen, mangelnder Information, Einbeziehung und Transparenz teilweise eher negativ ist. Für diese Hypothese der Verfasserin spricht, dass Mitarbeiterinnen und Mitarbeiter aus Einrichtungen, die von guter Kommunikation und Einbeziehung berichten, zwar kritische Äußerungen bzgl. des Entwicklungsbedarfs tätigen, aber grundsätzlich positiver eingestellt sind.

Schwerpunktthema der Leitungen

Seitens der Leitungsebene haben Fragen, die die Organisation der Arbeit im Verbund angehen, einen deutlich stärkeren Raum in den Gruppendiskussionen eingenommen, als die wenigen Anmerkungen die von Mitarbeiterebene zu diesem Bereich – in Richtung Verbesserung von Kommunikation und Kooperationsformen zielend – kamen.

Dass dies so ist, ist einerseits nicht verwunderlich, schließlich sind Leitungspersonen mehr auf übergeordneten Ebenen – in diesem Fall Modellprojekte, Verbundentwicklung – als an der Basis tätig und haben aufgrund der regelmäßigen Treffen in Leitungs-, Planungs- und Steuerungsgremien eine bessere Kommunikationsmöglichkeit, können somit auch im Bezug auf Kooperation im Verbund andere und schnellere Wege gehen.

Dies lässt aber auch die Frage nach der Kommunikation der Leitungen zu der jeweiligen Mitarbeiterschaft der eigenen Einrichtung aufkommen, die möglicherweise optimiert werden könnte und sollte, um Informations- und Kommunikationsdefiziten und in der Folge damit verbundenen Mängeln zu begegnen.

Es werden Bereiche genannt, die es (neu) zu entwickeln bzw. wieder zu integrieren gilt, aber von besonderer Bedeutung sind die Unklarheiten im Zusammenhang mit der mangelnden verbindlichen Vertretung des Verbundes in der Region, seine schlechte Außendarstellung, die fehlende Leitung und Koordination des Steuerungsgremiums und vor allem auch die fragliche Positionierung der Kommune im Verbund.

Was dieses breite Feld von wichtigen, für einen Verbund und seine Qualität unverzichtbaren, aber in diesem Fall eben nicht berücksichtigten Bestandteile des Verbundes und ungeklärten Modalitäten seiner Arbeit angeht, besteht die Problematik vor allem darin, dass die Mitgestaltungsmöglichkeiten sehr eingeschränkt erscheinen bzw. die Möglichkeiten, diesen Qualitätsmängeln in der Situation vor Ort abzuhelfen, als schwierig bis unmöglich durchführbar eingeschätzt werden.[8]

Bedeutung der Forschungsergebnisse in Bezug auf theoretischen Hintergrund

Anforderungen der BAG GPV

Die ausführliche Darstellung der Ergebnisse aus den Gruppendiskussionen und ihre Kategorisierung nach den Qualitätsstandardebenen der BAG GPV, wie sie in Kapitel 6 vorgenommen wurde, hat gezeigt, dass hinsichtlich dieser Anforderungen in der Region Wiesbaden von einigen bereits etablierten Qualitätsmerkmalen ausgegangen werden kann. Diese beziehen sich in erster Linie auf die qualitativen Erfordernisse rund um die integrierte, individuelle, bedarfsgerechte, zielorientierte Hilfeplanung und die dazu erforderlichen Kooperationen mit

besonderer Bedeutung der ›Installierung‹ der neuen Funktion einer koordinierenden Bezugsperson. Dabei hat sich auch gezeigt, dass hier ein
Entwicklungsprozess vorliegt, der Ergebnisse hervorbringt, die auch
abhängig sind von der Dauer und Intensität der Beschäftigung und
Auseinandersetzung mit dem Thema der Personenzentrierung, was
sich in den teilweise unterschiedlichen Bewertungen von Leitungen im
Vergleich zu Mitarbeiterinnen und Mitarbeitern niederschlägt.

Es ist erkennbar, dass alle Standards auf den Ebenen der Leistungserbringung und der Kooperation im Einzelfall in irgendeiner Form und
unterschiedlicher Ausprägung in der Verbundarbeit präsent sind und
ein Bewusstsein, zum Teil unterschiedlicher Gewichtung, bei den beteiligten Professionellen dafür vorhanden ist, wo Weiterentwicklungs-
bedarf besteht.

Im Bereich der regionalen Qualitätsstandards der BAG GPV wird deutlich, dass das Element des gemeinsamen Beschwerdemanagements für
beide Diskussionsgruppen ganz im Hintergrund steht; an der geforderten kontinuierlichen Überprüfung und Anpassung der Angebote in
der Region besteht hingegen von beiden Seiten großes Interesse, bereits
vorhandene Aktivitäten diesbezüglich voranzutreiben und sich damit
auseinanderzusetzen. Wichtig ist hier zu beachten, dass Mitarbeiterinnen und Mitarbeiter sehr viel mehr als bisher in diesen ›übergeordneten‹ konzeptionellen Bereichen informiert werden und mitarbeiten
wollen, wie es bisher zum Teil in der geschilderten Praxis vor Ort gegeben ist.

Ein ähnliches Interesse besteht teilweise auf Mitarbeiterseite auch für
die Verbundarbeit. In diesem Bereich zeigen sich aus Sicht der Leitungen die meisten Qualitätsmängel und Unzulänglichkeiten, auch
wenn einige wichtige Qualitätsstandards wie schriftlicher Kooperationsvertrag, Zusammenschluss der wesentlichen Leistungserbringer,
definiertes Versorgungsgebiet und Regelungen zur Versorgungsverpflichtung bereits erreicht sind. Der kontinuierliche Austausch mit den
Selbsthilfeorganisationen der Psychiatrie-Erfahrenen und der Angehörigen wird zwar berücksichtigt, ist aber ausbaufähig und rückt in
seiner Notwendigkeit näher in das Bewusstsein der Leitungspersonen,
wird aber nicht als problematisch in der Durchführung angesehen. Die
Pflicht, jeden Leistungserbringer in den Verbund aufzunehmen, der die
Qualitätskriterien erfüllt, stand bisher nicht zur Debatte und scheint
weiterhin kein Problemthema.

Schwieriger wird es mit den Regelungen zu einem gemeinsamen Qualitätsmanagement, die bisher im Hintergrund standen und zu deren verbindlicher, standardmäßiger Vereinbarung Grundbedingungen (wie z. B. trägerübergreifende Dokumentation und regionale Gesundheitsberichterstattung) erfüllt sein müssen, die aber zum momentanen Zeitpunkt nicht aktiv verfolgt und gesteuert werden. Das bezieht sich auch auf die verbindliche Regelung der Vertretung des GPV, seine Außendarstellung, Koordination und Steuerung, die im Zusammenhang mit der unklaren Positionierung der Kommune im Verbund und diesbezüglichen intransparenten politisch-administrativen Entscheidungen gesehen und als unbefriedigend erlebt werden.

Thesen zur Qualitätssicherung von Clemens Cording

Cording hat in seinem Papier »Plädoyer für ein neues Paradigma psychiatrischer Qualitätssicherung« fünf Thesen für ein neues Qualitätssicherungskonzept aufgestellt, welche im Wesentlichen berücksichtigen, dass sinnvolle Ansätze in diesem Bereich vor allem »gesamtgesellschaftlich« sinnvoll sein müssen, d. h. für die Patienten, die Angehörigen, die Solidargemeinschaft der Versicherten und für die Steuerzahler; sinnvoll also unter gesundheitspolitischen Aspekten (vgl. CORDING o. J.: 227). Ziel muss die »Optimierung der psychiatrischen Versorgung unter gesamtgesellschaftlicher Perspektive« sein, nicht die betriebswirtschaftliche Optimierung einzelner Institutionen, lautet seine erste These, aus der sich unmittelbar die zweite ergibt, die als entscheidende Qualitätskriterien »die individuellen Langzeitergebnisse über alle beteiligten Behandlungseinrichtungen hinweg (personenzentrierte Evaluation) sowie die Versorgungsqualität definierter Regionen (regionsbezogene Evaluation) bezeichnet« (vgl. ebd.).
Die erste These erfährt im Wiesbadener Verbund Berücksichtigung, indem die individuelle Hilfeplanung integriert, bedarfsgerecht und zielorientiert erfolgt; bereits bei der zweiten These wird deutlich, dass die Bedeutung der Evaluation bisher in Wiesbaden unzureichend berücksichtigt wurde. Es wird zwar bei jeder Fortschreibung der Hilfeplanung (Antrag auf Verlängerung der Hilfeleistung) eine Auswertung der bisherigen Hilfeleistungen mit dem von der APK entwickelten »Zusatzbogen zur Zielerreichung«[9] evaluiert und damit eine Form von Wirkungskontrolle eingeführt, aber diese Evaluation erfährt bisher

keine ausreichende, aussagefähige Fortsetzung auf regionaler Ebene. Dies wird dennoch aus Leitungssicht als notwendig erachtet, wie aus den Interviewbeiträgen zu den Themen trägerübergreifende Dokumentation, Nutzung des Regionalen Zielerreichungsbogens Psychiatrie (ReZiPsych) und der Gesundheitsberichterstattung hervorgeht.

Gemessen an Cordings dritter These, die sich mit qualitätssichernden Maßnahmen befasst, »die nach ihrer zu erwartenden Kosteneffektivität priorisiert werden müssen« und »von vornherein ausgerichtet sein müssen auf die Zielperspektive eines institutionsübergreifenden, regionbezogenen Systems, dessen Instrumente aufeinander abgestimmt und kompatibel sind«, muss der GPV Wiesbaden als Entwicklungsgebiet angesehen werden und zur Verwirklichung der in der vierten These dargelegten schrittweisen, zielorientierten und koordinierten Implementation qualitätssichernden Maßnahmen fehlen, wie bereits zuvor dargelegt, zum jetzigen Zeitpunkt noch einige grundlegende Voraussetzungen. Elementar für die Wiesbadener Verbundsituation erscheint Cordings fünfte These, die postuliert, dass gesamtgesellschaftlich sinnvolle psychiatrische Qualitätssicherung nur funktionieren kann, »wenn auch die politischen und administrativen Rahmenbedingungen zur Optimierung der Versorgung beitragen«, u.a. durch Schaffung zielorientierter Anreize zur Selbstoptimierung. »Eine intensivere Präsenz bei den politischen und administrativen Entscheidungsgremien«, also »offensivere Politikberatung, Öffentlichkeitsarbeit und Lobbyismus« wird dringend gebraucht, denn »auch das kann ein sinnvoller und notwendiger Beitrag zur Optimierung der psychiatrischen Versorgung sein« (vgl. a.a.O.: 228). Dies bestätigt, wie wichtig es ist, diese bereits thematisierte Problematik auf der Verbundarbeitsebene aktiv anzugehen, um Qualitätssicherung bzw. Qualitätsentwicklung überhaupt zu verwirklichen.

Bedeutung der Forschungsergebnisse im Hinblick auf die zukünftige Entwicklung

Regionaler Qualitätsverbund mit Entwicklungspotenzial

Als erstes, offensichtliches Ergebnis kann festgehalten werden, dass sich der Gemeindepsychiatrische Verbund der Stadt Wiesbaden ein Stück weit bereits als regionaler Qualitätsverbund etabliert hat, indem einige der von der BAG GPV geforderten Qualitätsstandards – vor allem in Bezug auf die personenzentrierte Grundhaltung und gemeinsame individuelle Hilfeplanung – zwar in unterschiedlicher und nicht immer in ausreichender Ausprägung, aber grundsätzlich vorhanden sind, aber ebenso auch allen Akteuren bewusst ist, dass das bisher Erreichte zwar durchaus positiv zu bewerten ist, jedoch einiges an wichtigen Bestandteilen zur Qualitätssicherung für die Zukunft weiterentwickelt bzw. anderes überhaupt erst aufgebaut werden muss.

Einzelne konkrete fehlende oder unzureichende Hilfeangebote, die zukünftig in der Region zur Verfügung stehen sollen, erscheinen da weniger problematisch zu realisieren zu sein, als die komplexeren oder auch diffuseren Bereiche um Kommunikation, Kooperation und Außendarstellung.

Eine wichtige Aufgabe für die Zukunft liegt im Bereich der internen wie externen Kommunikation; hier müssen Wege zur Verbesserung gefunden werden, ebenso bei der Kooperation, ganz besonders bei den Schnittstellen. Aber vor allem auch in Bezug auf die unbefriedigende Situation mit der politisch-administrative Ebene müssen Informations-, Kommunikations- und Kooperationsstrategien erarbeitet werden, um näher an die notwendige Transparenz und fruchtbare Zusammenarbeit zu gelangen.

Die Funktion und Bedeutung der koordinierenden Bezugperson muss gestärkt und möglichst umfassend in alle relevanten Bereiche transportiert werden, denn ohne deren verbindliche, einrichtungsübergreifende ›Zuständigkeit‹ ist die optimale Nutzung des Verbundnetzwerkes nicht sichergestellt.

Bedeutung der Mitarbeiter

Wenn dem Dilemma der Ressourcenverknappung heute damit begegnet wird, dass man versucht, durch Optimierung der technischen Effizienz vorhandene Sparpotenziale auf einzel- und/oder überbetrieblicher Ebene zu nutzen, z.B. durch Standardisierung von Verfahren, zielorientierte Planung und Evaluation, Zusammenführung von Fach- und Ressourcenverantwortung etc. wie es letztendlich durch Nutzung von IBRP und Hilfeplankonferenz angestrebt wird, ist das nichts anderes als »Organisationsentwicklung oder Qualitätsmanagement und funktioniert nur, wenn das Konzept stimmt, die Führung hinreichend geschickt und durchsetzungsfähig ist und die Mitarbeiter kooperieren« (vgl. Regus 2006: 3). Letzteres wird zunehmend durch Stress, Unzufriedenheit mit Arbeitsbedingungen, Angst um den Arbeitsplatz etc. infolge von Personalabbau, Arbeitsverdichtung u. Ä. behindert und ist der Qualität der Arbeit wenig förderlich (vgl. ebd.). Dieses Thema wurde in der Gruppendiskussion von Mitarbeiterseite ausführlich problematisiert und lässt darauf schließen, dass sich in einigen Bereichen oder Einrichtungen die Mitarbeiterzufriedenheit auf einem Niveau befindet, welches sich tatsächlich negativ auf die Qualität der Arbeit auswirkt. Für die Zukunft des Verbundes bedeutet das, notwendige Maßnahmen von Leitungsebene her zu ergreifen, um dem entgegenzusteuern und wenn auch nicht alle Mängel diesbezüglich aufgrund der Ressourcenknappheit beseitigt werden können, so besteht doch immer auch die Chance, Wünsche und Interessen von Mitarbeitern aufzugreifen – Beispiel mehr Einbeziehung in regionale Arbeit und Konzeptentwicklung, Unterstützung, Anerkennung wie in den Interviews angesprochen –, die zu verwirklichen sind und positive Effekte der Zufriedenheit auslösen können. Peukert bestätigt diese Notwendigkeit als ein »zentrales inneres Erfordernis«, wenn er feststellt: »Unter der Perspektive der einzelnen Leistungsorganisation der Psychiatrie sind die zentralen inneren Erfordernisse: Eine hohe Motivation der Mitarbeiter ist aufrechtzuerhalten oder herzustellen, und die inneren Abläufe so zu gestalten, dass die Prozesse fachgerecht und wirtschaftlich erfolgen.« (Peukert 2009: 6).

Grenzen des Verbundes

Richtet man den Fokus auf die zukünftige Entwicklung des gemeindepsychiatrischen Verbundes, muss man neben den angesprochenen Weiterentwicklungsmöglichkeiten auch einen Blick auf die Grenzen der Steuerungsmöglichkeiten durch den Verbund werfen.

Zum einen sind da die von außen vorgegebenen Grenzen durch die Fraktionierung von Aufgaben und Institutionen im Sozialrecht und die politisch-administrativen Vorgaben, aber auch politisch-administrative Haltungen von Entscheidungsträgern zu nennen.

Zum anderen geht es um interne Grenzen, die im Zusammenhang damit stehen, dass die gemeinsame Übernahme regionaler Versorgungsverantwortung und das Bemühen um eine kooperative Erbringung von Komplexleistungen im Verbundsystem in einem Spannungsverhältnis zur Logik der Marktwirtschaft stehen (Konkurrenzdenken) und eben nicht die betriebswirtschaftliche Optimierung einzelner Institutionen gefragt ist. Das institutionelle Netzwerk eines Verbundes setzt als Instrument kooperativer Aufgabenerfüllung in freiwilligen Verhandlungssystemen auf Vertrauen und Konsens und respektiert die Selbstständigkeit der Verhandlungspartner, allerdings sind die Handlungsbedingungen erschwert durch die Freiwilligkeit der Teilnahme, fehlende Sanktionsmechanismen und damit fehlenden Einigungsdruck, mögliche Interessenkollisionen und mögliche Überlagerung von Sachfragen mit Verteilungsfragen (vgl. Gerlinger 2006: 102 ff.).

Steuerung über Sanktionsmechanismen

Die Überwindung dieser (scheinbaren) Unvereinbarkeit von fachlicher Kooperation und wirtschaftlicher Konkurrenz wird in den Hilfeplankonferenzen, den Gemeindepsychiatrischen Verbünden und den Steuerungsverbünden sozusagen »von unten her« einzuüben versucht; denn hier laufen koopetitive Prozesse ab, d.h., die Handlungen der Akteure sind gleichzeitig von Kooperation und von Konkurrenz geleitet (vgl. Peukert 2009 b: 10). Es gibt wissenschaftliche Forschungsorientierungen, die sich mit koopetitiven Prozessen beschäftigen, nämlich die empirische Ökonomie und Experimente der Spieltheorie,[10] nach deren Erkenntnissen die Spieler (Akteure) bei infinitem Austausch sehr schnell die langfristig optimalere Strategie wählen, sich »strukturintentional« verhalten, also kooperieren und auf momentane »punktuelle« Optimierung (für sich selbst, die eigene Institution) verzichten.[11] Entscheidend ist, dass sie sich deshalb strukturintentional, sprich kooperativ, verhalten, weil sie im Ziel übereinstimmen. Weitere experimentalökonomische Studien[12] haben gezeigt, dass ein wesentliches Element des Hineinfindens in Kooperation die Möglichkeit der Mitakteure ist, punktuelle Optimierer zu bestrafen (a.a.O.: 8). In den Experimenten hat sich gezeigt, dass die Orientierung des Einzelnen auf das Gemeinwohl durch eine Strafoption drastisch gesteigert wird.

Das bedeutet, die Einführung einer Möglichkeit der Bestrafung von Nicht-Kooperation (in der der Hilfeplankonferenz, im Gemeindepsychiatrischen Verbund, GPSV) könnte eine Optimierung hinsichtlich der Orientierung der Einzelnen am Gemeinwohl auslösen (a.a.O.: 10).

Fazit und Empfehlungen

Mitarbeiterinnen und Mitarbeiter setzen ihre Schwerpunkte auf die Ebene der Einzelfallhilfe und der Kooperation, die direkt auf den Einzelnen bezogen notwendig ist und betonen dabei die Bedeutung von Beziehungsarbeit und einer positiven Haltung der Klientel gegenüber; sie sehen mehr die Details der Hilfeerbringung und sind sensibilisiert für die Rechte der Betroffenen hinsichtlich Datenschutz, Selbstbestimmung und deren Einbeziehung durch Nutzerbefragung und Nutzerbeirat.

Leitungspersonen gehen weniger auf die Ebene der Einzelfallhilfe ein, sondern beziehen sich bei den Fragen zur Qualität in erster Linie auf regionale Angelegenheiten und direkt auf die Organisation im Verbund selbst.

Es ist auffallend, dass von Mitarbeiterseite her deutlich mehr Kritikpunkte und Unzulänglichkeiten benannt bzw. notwendige Veränderungen eingefordert werden. Von Leitungsseite her wird mehr das bereits Erreichte positiv betont, eine gewisse Zufriedenheit mit der eigenen Arbeit klingt an, jedoch treten auf der Ebene der Organisation der Arbeit im Verbund einige bisher noch nicht ausreichend verfolgte Aspekte von Qualitätsmerkmalen in Erscheinung, die aktiv bearbeitet werden sollen. Diese Aspekte erscheinen wenig problematisch, allerdings gibt es ungelöste Fragen und Unklarheiten im Zusammenhang mit der mangelnden verbindlichen Vertretung des Verbundes in der Region, seiner schlechten Außendarstellung, der fehlenden Leitung und Koordination des Steuerungsgremiums und vor allem auch die fragliche Positionierung der Kommune im Verbund, die alle ob ihrer Verquickung mit wenig transparenten politisch-administrativ gegebenen Entscheidungsebenen Unzufriedenheit und eine Portion Ärger über die begrenzten Einflussmöglichkeiten auslösen.

Deutlich wird auch, dass die Leitungen durch intensivere bzw. direkte Einbeziehung in Planung, Vorbereitung und Durchführung der Modellprojekte eine insgesamt positivere und zum Teil weniger kritische Haltung (Erreichtes wird positiv bewertet und wenig hinterfragt) zu der Materie rund um das Paradigma der Personenzentrierung haben. Die Mitarbeiterschaft hingegen scheint aufgrund der zunehmenden Arbeitsbelastung und der auch aufgrund der neuen Verfahren entstandenen Verschlechterung ihrer Arbeitsbedingungen im Zusammenhang mit fehlender Kommunikation, Einbeziehung und Anerkennung zumindest zu einem Teil unzufrieden und negativ eingestellt. Dies ist ein Aspekt auf den, wie bereits zuvor dargestellt, dringend im Sinne von Qualitätssicherung und -entwicklung eingegangen werden muss.

Um den Bogen zu spannen zu der eingangs gestellten Frage nach der Qualität des Gemeindepsychiatrischen Verbundes der Stadt Wiesbaden, kann man zusammenfassend feststellen, dass wir es hier mit einem regionalen Qualitätsverbund zu tun haben, der erste, wichtige, grundlegende, auf gemeinsamen bundesweiten Qualitätsindikatoren basierende Qualitätsstandards der personenzentrierten und bedarfsgerechten individuellen psychiatrischen Hilfen verwirklicht und die Prinzipien der Personenzentrierung als Leitziele und Grundhaltung weitgehend internalisiert hat. Die vorhandenen Unzulänglichkeiten und Mängel werden von Mitarbeiterseite und Leitungsebene mit verschiedenen Schwerpunkten und unterschiedlichen Ausprägungen gesehen, haben aber Chancen darauf, aufgearbeitet zu werden, da ein Bewusstsein für Qualitätsfragen und Interesse an der stetigen Verbesserung der Gegebenheit innerhalb des Verbundes für alle beteiligten Gruppen deutlich erkennbar ist.

Die angesprochenen Grenzen, ob nun interner oder externer Natur, sind in ihrer Bedeutung für die weitere Entwicklung des Verbundes nicht zu unterschätzen, andererseits steckt in allen begrenzenden Vorgaben auch immer ein Handlungsspielraum, den es auch zu nutzen gilt. Ausschlaggebend dafür erscheint, dass die einzelnen, für wesentlich erachteten Entwicklungspunkte tatsächlich, unter Einbeziehung der entscheidenden Gremien, gemeinsam und/oder mit der entsprechenden verbindlichen Vertretung, zielgerichtet verfolgt werden. Dazu bedarf es nicht nur einer Einigung darüber, was nun als wichtigstes nächstes Ziel angestrebt werden soll, sondern auch der verbindlichen Übernahme von Zuständigkeit und Verantwortung, wie es vor allem von Leitungsseite her im Interview angemahnt wurde, damit die angestrebten Ziele nicht nach dem Motto »man müsste ...« in Unverbindlichkeit versickern.

Hierzu gehören u. a. die Themen trägerübergreifendes und regionales Psychiatriebudget, die, wenn überhaupt, nur in Nebensätzen erwähnt wurden und in ihrer Bedeutung und in ihren Gestaltungs- und Steuerungsmöglichkeiten[13] im Verbund und »offiziell« nicht thematisiert werden.

Weiter gilt es, das Interesse aus der Mitarbeiterschaft an der Mitarbeit an neuen Konzepten und Angeboten und der Arbeit am Verbund als solchen ernst zu nehmen und im Sinne gemeinsamer Weiterentwicklung zu nutzen, was nicht nur einen fachlichen Gewinn, sondern auch einen Gewinn an Vertrauen, Anerkennung und Motivation als Grundlage einer gemeinsamen Arbeitsbasis bedeuten würde. Der Hinweis seitens Leitungen wie Mitarbeiterschaft darauf, wie wichtig Fachgespräche, kollegialer Austausch und Treffen als »Reflexionspause« sind, sollte unbedingt ernst genommen werden und nicht unter dem üblichen überall vorhandenen (und für alle möglichen Begründungen genutzten) Zeitmangelargument verloren gehen. Ein guter Austausch und Kooperation kosten Zeit, diese Zeit »kommt aber auf anderer Seite wieder rein« und nutzt allen Beteiligten, auch den Klienten (vgl. LI 262–263). Die systematische Einführung solcher Elemente von Information, Austausch und Reflexion in die gemeindepsychiatrische Arbeit zum Nutzen aller könnte bzw. sollte ein erstrebenswertes Ziel der nahen Zukunft sein.

Weiter könnte auch der Austausch mit anderen Gemeindepsychiatrischen Verbünden, z. B. als Mitglied in der BAG GPV eine gute Möglichkeit bieten, die eigene Verbundarbeit zu reflektieren und weiterzuentwickeln. Gerade auch in der Auseinandersetzung mit den Erfahrungen anderer Verbünde, liegt die Chance, Bewährtes zu nutzen und konstruktiv mit Herausforderungen umgehen zu können.

Gemeinsam, im Verbund mit anderen Verbünden, könnten auch die Ziele verfolgt werden, denen momentan und als einzelner Verbund (aufgrund von beispielsweise politisch-administrativen Gegebenheiten) wenig Aussicht auf Erfolg zugeschrieben werden muss. Dass der Gemeindepsychiatrische Verbund nicht das »Allheilmittel« für alle Unzulänglichkeiten des sozialpsychiatrischen Systems sein kann, haben die ersten Erfahrungen gelehrt, aber es zeigt sich auch, dass eine stetige fachliche Auseinandersetzung immer wieder neue Möglichkeiten der Verbesserung und Entwicklung freisetzen kann und es sich lohnt, innerhalb des Raumes, der zur Gestaltung zur Verfügung steht, Qualität verbessernde Prozesse in Gang zu setzen.

Die Verabschiedung der Gemeindepsychiatrischen Verbundvereinbarung der Stadt Wiesbaden hat mit Vervollständigung durch die letzte noch fehlende Unterschrift keinen Schlusspunkt erreicht, sondern ist als Absichtserklärung für die zukünftige, weitere lebendig gestaltete und qualitativ hochwertig angestrebte gemeindepsychiatrische Netzwerkarbeit zu sehen.

In dieser Arbeit konnten nicht alle Chancen und auch nicht alle Grenzen eines Gemeindepsychiatrischen Verbundes ausgeführt werden; intensiver auf die bisherigen Erfahrungen der Verbünde im Allgemeinen zu schauen, die »Weiterentwicklung der regionalen Versorgungsstrukturen für psychisch kranke Menschen« genauer zu analysieren und Handlungsempfehlungen zu entwickeln, wie es die APK in ihrem Projektbericht (vgl. LVR 01.03.2008 – 28.02.2009) zu diesem Thema tut, könnte weitere Aspekte und Notwendigkeiten aufzeigen, die für die zukünftige Entwicklung von Bedeutung sind.

Es ist davon auszugehen, dass nicht alle Interviewbeiträge in gebührender Beachtung in diese Arbeit aufgenommen werden konnten und es gäbe sicherlich noch weitere Auswertungsmöglichkeiten unter anderen Gesichtspunkten, aber die Verfasserin hofft, die wichtigsten Erkenntnisse aus den Interviews getroffen und keine Aussagen verfälscht zu haben.

Zu berücksichtigen bleibt weiter, dass möglicherweise die Interviewerin als Mitglied der Hilfeplankonferenz die Beiträge einzelner Personen beeinflusst hat und die Ergebnisse eine Verzerrung im Sinne sozialer Erwünschtheit erfahren haben könnten. Auch mag es der Verfasserin angesichts ihrer aktiven Rolle in diesem Geschehen, trotz ihres Bemühens um Neutralität, nicht immer gelungen sein, die Ergebnisse im gebührenden Abstand darzustellen und (manchmal naheliegende) Interpretationen zu unterlassen.

Unabhängig davon werden die hohe Bereitschaft zur Teilnahme an den Gruppeninterviews, die Investition von Zeit und Energie und die rege Auseinandersetzung mit dem Thema von der Verfasserin als ein Qualitätszeichen für diesen Verbund wahrgenommen und verdienen gebührende Beachtung und Dank.

Anmerkungen

1 Der Abschlussbericht der Kommission ist erschienen in: Bundesministerium für Gesundheit (Hg.): Von institutions- zu personenzentrierten Hilfen in der psychiatrischen Versorgung, Schriftenreihe des BMG, Band 116/1 und 2. Nomos- Verlag, Baden-Baden 1999. Siehe auch Kurzbericht Projekt »Personalbemessung« LWV Hessen.

2 Die Leistungsträger sind: Krankenversicherung, Bundesagentur für Arbeit, Unfallversicherung, Rentenversicherung, Kriegsopferversorgung/Kriegsopferfürsorge, Jugendhilfe, Sozialhilfe, Soziale Pflegeversicherung, Integrationsämter.

3 Die Anforderungen an die Qualität in sozialpsychiatrischen Diensten, Einrichtungen und regionalen Verbundsystemen wurden als Diskussionsergebnis der Kontakttreffen der Verbände formuliert. Die unterzeichnenden Verbände erklären, an der Weiterentwicklung der Qualitätsindikatoren mitzuwirken und in ihren Verbandstrukturen für deren Umsetzung engagiert einzutreten. Teilnehmende Verbände sind: Aktion Psychisch Kranke, Arbeiterwohlfahrt Bundesverband e. V., Bundesfachverband Psychiatrie in der Caritas, Bundesverband der Angehörigen psychisch Kranker, Bundesverband Evangelischer Behindertenhilfe e. V., Bundesverband Psychiatrie-Erfahrener e. V., Caritas Behindertenhilfe und Psychiatrie e. V., Dachverband Gemeindepsychiatrie e. V., Deutsche Gesellschaft für Soziale Psychiatrie e. V., Deutscher Paritätischer Wohlfahrtsverband Gesamtverband e. V.

4 Es handelt sich um das Implementationsprojekt der personenzentrierten Hilfen in der Gemeindepsychiatrie in Hessen, das in drei

Phasen durchgeführt wurde. Phase I: Implementation von IBRP und HPK; Phase II: Personalbemessung; Phase III: Leistungsfinanzierung. Teilweise wird von einem Projekt mit entsprechenden Teilprojekten gesprochen; häufig werden die drei einzelnen Phasen als einzelne Projekte benannt, was sich m.E. zur besseren Verständlichkeit eignet und daher hier so durchgeführt wird.

5 Ergebnis einer unveröffentlichten Mitarbeiterbefragung in einer Einrichtung im Rahmen der Vorbereitungen zum 1. Rheingauer Psychiatrietag am 05.06.09.

6 Information der Verfasserin als Mitglied der HPK: Wartelisten stehen im Widerspruch zum Personenzentrierten Ansatz; hier ist konkret ein beschützendes Angebot vor Ort für schwierige chronisch kranke mehrfachgeschädigte Menschen gemeint; andere Wartelisten gibt es nicht.

7 Interpretation der Verfasserin

8 Interpretation der Verfasserin und auch daraus entstanden, dass sie selbst als HPK-Mitglied stark davon betroffen ist und diesbezügliche Informationen von anderen Mitgliedern hat.

9 Wurde in den Gruppendiskussionen nicht explizit erwähnt, ist aber in Wiesbaden fester Bestandteil der personenzentrierten Hilfeplanung mit dem IBRP und der Verfasserin als Mitglied der HPK bekannt.

10 Ausführlich dargestellt in: PEUKERT, Reinhard: Wie lässt sich wirtschaftliche Konkurrenz und fachliche Kooperation verknüpfen? Fragmente einer ökonomischen Rekonstruktion der Austauschprozesse in der Gemeindepsychiatrie. In: Sozialpsychiatrische Informationen 1/2009

11 Terminologie nach NIDA-RÜMELIN »Philosophie der praktischen Vernunft« In: s. Fußnote 48

12 Ernst FEHR (Essen) und Simon GÄCHTER (St. Gallen) In: s. Fußnote 48

13 Vgl. Kapitel 2.5.3 S. 25 ff.

Literatur- und Quellenangaben

Aktion Psychisch Kranke (APK): Bericht zum Projekt »Weiterentwicklung der regionalen Versorgungsstrukturen für psychisch kranke Menschen« 1.03.2008 – 28.02.2009

ARMBRUSTER, Jürgen et al. (Hg.): Kommunale Steuerung und Vernetzung im Gemeindepsychiatrischen Verbund. Psychiatrie Verlag. Bonn 2006

Bundesarbeitsgemeinschaft Gemeindepsychiatrischer Verbünde (BAG GPV) 1: Qualitätsstandards für Gemeindepsychiatrische Verbünde in der BAG GPV (§ 2 Abs. 3 der Satzung) 2006 a

BAG GPV: Qualitätsstandards für Gemeindepsychiatrische Verbünde in der BAG GPV. Erläuterungen zu den Anforderungen an die Mitglieder der BAG GPV (§ 2 Abs. 3 der Satzung) 2006 b

BAG GPV: Ziele, Aufgaben und Organisation der BAG GPV vom 23.05.2006 c

BREME, Roland; KRONENBERGER, Gerhard; NÄDER, Clemens: Aufwand und Vergütung auf den Punkt gebracht! Personenzentrierte Finanzierung in der Eingliederungshilfe. 2007. unter: lwv-hessen.de. Soziales. Fachbereich für Menschen mit seelischen Behinderungen und Suchterkrankungen

Bundesministerium für Jugend Familie, Frauen und Gesundheit (BMJFFG) (Hg.): Empfehlungen der Expertenkommission der Bundesregierung zur Reform der Versorgung im psychiatrischen und psychotherapeutisch/psychosomatischen Bereich auf der Grundlage des Modellprogramms Psychiatrie der Bundesregierung vom 11.11.1988

Bundesverband Evangelischer Behindertenhilfe e. V. (BEB) (Hg.): Pro Psychiatrie Qualität (PPQ): Handbuch zur leitzielorientierten Qualitätsentwicklung in der Sozialpsychiatrie. 1. überarb u. erw. Auflage Reutlingen 2002

CORDING, Clemens: Plädoyer für ein neues Paradigma psychiatrischer Qualitätssicherung. Psychiatrische Praxis 30, S. 225 – 229 In: MAPS – GP3 – Einführung in QM. o. J.

DOBSLAW, Gudrun: Qualitätsmanagement. In: Kernkompetenzen professionellen Leitungshandelns. MAPS 07. o. J. Vorlesungsmaterial

DÖRNER, Klaus: Mitwirkung an der Entwicklung des Sozialraums –
eine Aufgabe für die Sozialpsychiatrie. In: APK: Kooperation und
Verantwortung in der Gemeindepsychiatrie. Tagungsberichte
Band 35. Bonn 2009. S. 37

GABLER-SCHRÖTER, Anemone: Das Projekt zur Implementation personenzentrierter Hilfen in Hessen: Personalbemessung (Phase II) S. 47
In: KUNZE, Heinrich; KRONENBERGER, Gerhard; KRÜGER, Ulrich;
SCHÖNHUT-KEIL, Evelin: Der Reiz des Unentdeckten. Neue Wege zu
personenzentrierten Teilhabeleistungen in Hessen. Bonn 2008. S. 36

GERLINGER, Thomas: Steuerung im Gesundheitswesen zwischen
Staat, Verbänden und Markt In: ARMBRUSTER, Jürgen et al. (Hg.):
Kommunale Steuerung und Vernetzung im Gemeindepsychiat-
rischen Verbund, S. 91. Psychiatrie Verlag. Bonn 2006

GEYER, Ursula: Auseinandersetzung mit den Leitbildern von drei Einrichtungen der Gemeindepsychiatrie in Wiesbaden mit dem Ziel,
die Grundzüge der jeweiligen Einrichtungskultur zu eruieren und
bezüglich möglicher kultureller Unterschiede zwischen den Einrichtungen zu untersuchen, auf dem Hintergrund einer regionalen Qualitätsentwicklung als gemeinsame Aufgabe des Gemeindepsychiatrischen Verbundes. MAPS 07 – GP 3. 2008 Hausarbeit

Koordinationsstelle für Gemeindepsychiatrie der Landeshauptstadt
Wiesbaden (Hg.) GPVV: Gemeindepsychiatrische Verbundvereinbarung der Landeshauptstadt Wiesbaden über die Zusammenarbeit
bei der Planung und Steuerung personenzentrierter Hilfen. Koordinationsstelle für Gemeindepsychiatrie der Landeshauptstadt Wiesbaden. Wiesbaden 2009

HOLKE, Jörg: Rechtliche Aspekte regionaler Qualitätssteuerung In:
APK: Kooperation und Verantwortung in der Gemeindepsychiatrie.
Tagungsberichte Band 35. Bonn 2009, S. 71

Jan Schröder Beratungsgesellschaft (JSB): Wandel gestalten Wirkung
erzielen. www.jsbgmbh.de/wirkungsorientiert-gestalten. Aufruf
vom 03.06.09

KRUCKENBERG, Peter: Der Mensch im Mittelpunkt. Von einem insti-
tutions- zu einem personenzentrierten psychiatrischen Hilfesystem.
In: Sozialpsychiatrische Informationen 3/2000, S. 17

KUNZE, Heinrich; KRONENBERGER, Gerhard; KRÜGER, Ulrich;
SCHÖNHUT-KEIL, Evelin: Der Reiz des Unentdeckten. Neue Wege
zu personenzentrierten Teilhabeleistungen in Hessen. Bonn 2008

KUNZE, Heinrich; KRÜGER, Ulrich: Einführung – Aus Sicht der Aktion Psychisch Kranke. In: KUNZE, Heinrich; KRONENBERGER, Gerhard; KRÜGER, Ulrich; SCHÖNHUT-KEIL, Evelin: Der Reiz des Unentdeckten. Neue Wege zu personenzentrierten Teilhabeleistungen in Hessen. Bonn 2008, S. 16

LVR (Hg.): Abschlussbericht zum Projekt »Weiterentwicklung der regionalen Versorgungsstrukturen für psychisch kranke Menschen« 1.03.2008–28.02.2009. Köln 2009; http://www.lvr.de/app/resources/apkberichtinhalt.pdf, Aufruf vom 19.01.2012

LWV-Hessen: Abschlussbericht des Projekts Implementation personenzentrierter Hilfen in der Gemeindepsychiatrie in Hessen, Stand 4.1.2007. Aufruf unterwww.lwv-hessen.de/files/272/ABSCHLUSSBERICHT_PROJEKT_v3_formatiert_3.pdf vom 17.01.2012

NIERAESE, Christian: Qualitätssicherung zwischen fachlichen Notwendigkeiten und sozialpolitischen Realitäten. In: Landeswohlfahrtsverband Hessen: Qualitätssicherung in der Gemeindepsychiatrie. Tagungsberichte vom 15./16.11.1993. März 1995, S. 29

PEUKERT, Reinhard: Qualitätsmanagement in der Psychiatrie. In: MAPS 07 – GP3 – Einführung in QM. o. J.

PEUKERT, Reinhard: Steuerung durch Qualitätsentwicklung In: ARMBRUSTER, Jürgen et al. (Hg.): Kommunale Steuerung und Vernetzung im Gemeindepsychiatrischen Verbund, S. 151. Psychiatrie Verlag. Bonn 2006

PEUKERT, Reinhard: Was ist Sozialraumorientierte Gemeindepsychiatrie? In: APK: Kooperation und Verantwortung in der Gemeindepsychiatrie. Tagungsberichte Band 35. Bonn 2009a, S. 114

PEUKERT, Reinhard: Wie lässt sich wirtschaftliche Konkurrenz und fachliche Kooperation verknüpfen? Fragmente einer ökonomischen Rekonstruktion der Austauschprozesse in der Gemeindepsychiatrie. In: Sozialpsychiatrische Informationen 1/2009. Bonn 2009b, S. 6

PÖRKSEN, Nils: Der Gemeindepsychiatrische Verbund. In: APK (Hg.): Die Zukunft hat begonnen. Personenzentrierte Hilfen – Erfahrungen und Perspektiven. Tagungsbericht Kassel, 03./04. Juni 2003. Psychiatrie Verlag. Bonn 2004. S. 42

ROSEMANN, Matthias: Bundesarbeitsgemeinschaft Gemeindepsychiatrischer Verbünde gegründet. Qualitätsstandards für Gemeindepsychiatrischer Verbünde. In Psychosoziale Umschau 2/2006. S. 12–14

STEIN, Frank: Leverkusener Altenhilfe in Bewegung: Neue Wege mit wirkungsorientierter Steuerung In: APK: Unsere Zukunft gestalten. Hilfen für alte Menschen mit psychischen Erkrankungen, insbesondere Demenz. Tagungsbericht 14./15. November 2006 Band 33. Bonn 2007. S. 132

STEINHART, Ingmar: Umsteuerung zu flexiblen Hilfen – Nehmen wir Personen- und Lebensweltbezug endlich ernst! Sieben Thesen zur Finanzierung von Leistungen der Eingliederungshilfe In: APK: Kooperation und Verantwortung in der Gemeindepsychiatrie. Tagungsberichte Band 35. Bonn 2009. S. 162

TIGGEMANN, Hans-Günther; GOLDBACH, Harald: Projekt zur Implementation Personenzentrierter Hilfen in Hessen (Phase I). In: KUNZE, Heinrich; KRONENBERGER, Gerhard; KRÜGER, Ulrich; SCHÖNHUT-KEIL, Evelin: Der Reiz des Unentdeckten. Neue Wege zu personenzentrierten Teilhabeleistungen in Hessen. Bonn 2008. S. 24

Verbände des Kontaktgesprächs Psychiatrie: Anforderungen an die Qualitätsentwicklung in sozialpsychiatrischen Diensten, Einrichtungen und regionalen Verbundsystemen. 2005 a. http://www.ppq.info/content/showarticles.php?id_art=28, Aufruf vom 19.01.2012

Verbände des Kontaktgesprächs Psychiatrie: Gemeinsame Erklärung zur Qualitätsentwicklung in sozialpsychiatrischen Diensten, Einrichtungen und regionalen Verbundsystemen. 2005 b. http://www.ppq.info/content/showarticles.php?id_art=28, Aufruf vom 19.01.2012

WIDMAIER-BERTHOLD, Christa: Kommunaler Handlungsspielraum, kommunale Steuerung und Entwicklung des Gemeindepsychiatrischen Verbunds als Netzwerk In: ARMBRUSTER, Jürgen et al. (Hg.): Kommunale Steuerung und Vernetzung im Gemeindepsychiatrischen Verbund, S. 123. Psychiatrie Verlag. Bonn 2006

Die Verfasserin war von 1991 bis 2009 als Sozialpädagogin im Sozialpsychiatrischen Dienst der Stadt Wiesbaden tätig und dort ab 1995 an der Durchführung der »Belegungskonferenz«, ab 2004 Hilfeplankonferenz, beteiligt. Der Prozess der Entwicklung und die Auseinandersetzung rund um das Thema Gemeindpsychiatrischer Verbund konnte so aus nächster Nähe erlebt, beobachtet und nicht zuletzt aktiv mitgestaltet werden. Seit 2009 ist sie stellvertretende therapeutische Leitung der Begleitenden Psychiatrischen Dienste Vitos Rheingau.
Kontakt: Ursula.geyer@vitos-rheingau.de

Forensische Psychiatrie versus Gemeindepsychiatrie

Wechselseitige Etikettierungen zweier unterschiedlicher psychiatrischer Versorgungssysteme

Klaus Masanz

Die Gemeindepsychiatrie hat sich über viele Jahre hinweg nur rudimentär mit der Forensischen Psychiatrie und der Nachbetreuung bzw. der Re-Integration auseinandergesetzt. BERGER (2005) stellte fest, dass eine steigende Anzahl von schwer chronisch kranken Menschen nicht den Weg in die Gemeindepsychiatrie gefunden hat und wesentlich länger als noch vor 30 Jahren auf sich alleine gestellt ist. MÜLLER-ISBERNER (2000) geht davon aus, dass Abwanderungen von der Allgemeinpsychiatrie und Gemeindepsychiatrie in forensische Fachkliniken oder nach ANGERMEYER (2004) in Gefängnisse stattfinden. FREESE (2004) hebt hervor, dass 80 % der forensischen Patientengruppen im Schnitt eine sechsjährige Vorgeschichte in allgemein- und häufig gemeindepsychiatrischen Einrichtungen haben, wobei acht von zehn Patienten der Forensik zuvor Patienten der Allgemeinpsychiatrie waren.

Die Anzahl der Häftlinge in Deutschland von 1993–2003 ist nach FREESE (2004) von 41 596 auf 64 203 (+36 %) angestiegen, die der psychisch kranken Straftäter von 2720 auf 5100 (+53 %). Die Anzahl der Betten in den Forensischen Kliniken Deutschlands steigt seit 1990 bis heute langsam stetig an. Die Frage, die sich aufdrängt, lautet, ob und warum eine Re-Institutionalisierung seit Anfang der 90er-Jahre in D. stattfindet?

ZINKLER (2009) betont, dass die Trends im Maßregelvollzug besser »als Abbildungen eines gesellschaftlichen Trends mit größerem Sicherheitsbewusstsein und geringer Risikotoleranz erklärbar sind«. Die Öffnung sozialpsychiatrischer Nachsorgeeinrichtungen für forensisch-psychiatrische Patienten bedeutet, so JOKUSCH (2005), dass in Zeiten der Dezentralisierung und Ambulantisierung erkennbaren Tendenzen, desintegrierte psychisch kranke »Systembrecher« in die Forensik abzuschieben, entgegengearbeitet werden soll JOKUSCH 2005: 22 f.).

Nach KRUSE (2005) ist die Forensik die Psychiatrie der Zukunft. Die Sozialpsychiatrie, so führt Kruse an anderer Stelle sarkastisch fort, beteiligt sich wirklich aktiv an der wachsenden Ausgrenzung! Während die Verweildauer in der Allgemeinpsychiatrie wegen Bettenknappheit und limitierten Kostenzusagen der Krankenkassen sinkt, steigt sie bundesweit in den Gefängnissen und deutlich stärker im Maßregelvollzug an.

Schon alleine diese wenigen Hinweise geben unterschiedliche Anreize, sich mit der »forensischen Re-Integration« auseinanderzusetzen. Das Ziel soll sein, die entlassfähigen Patienten unter besseren Ausgangsbedingungen in die Rehabilitationskette des Gemeindepsychiatrischen Verbundes aufzunehmen. Auf die wirksame Einsatzmöglichkeit des Kriseninterventionsparagrafen 67 h StGB und auf die Funktion und die Schlüsselbedeutung in der Nachbetreuung durch Forensische Institutsambulanzen, die sich zum Zeitpunkt der ersten Forschungsphase in Baden-Württemberg noch im Planungsstatus befanden, wird im Folgenden nicht eingegangen.

Das Arbeitsfeld der Forensischen Psychiatrie ist ein Teilbereich der Psychiatrie und stellt die Schnittstelle zwischen dem Strafvollzug, der Allgemein- und Gemeindepsychiatrie dar. Anhand des folgenden Fallbeispiels wird der mögliche Weg von der Allgemein- bzw. Gemeindepsychiatrie in die Forensische Psychiatrie skizziert.

Eine Fallgeschichte

Herr K., der in Stuttgart aufwächst, erkrankt erstmals mit 25 Jahren an einer paranoid-halluzinatorischen Psychose aus dem schizophrenen Formenkreis (ICD 10 F.20.0). Er wird mehrfach einer Klinikbehandlung in der Allgemeinpsychiatrie zugeführt und bricht seine Lehre ab. Eine anschließende Vermittlung in gemeindepsychiatrische Versorgungsangebote wie z. B. in den Sozialpsychiatrischen Dienst oder in das Betreute Wohnens misslingt. Herr K. wird in den folgenden Jahren mehrfach wegen Körperverletzung und Sachbeschädigung inhaftiert. Herr K. konsumiert regelmäßig Cannabis zur Selbstbehandlung und zieht sich zunehmend zurück, lebt isoliert. Mietrückstände und Zeichen von Verwahrlosung führen schließlich zur Räumung seines Appartements. Herr K. wird wohnungslos und erhält in einer Notunterkunft ein Bett. Seine Eltern sind überfordert und verängstigt und lehnen eine Rückkehr ins elterliche Heim ab. Herr K. lässt sich weiterhin auf keine ambulante Behandlung ein. Herr K. ist inzwischen Ende 30. Er hört wieder Stimmen, halluziniert, er wird aggressiv. Die Stimmen werden lauter, erteilen Herrn K. Befehle, religiöse Wahninhalte färben zudem sein Denken und Handeln. Eines Nachts versucht Herr K. in der Notunterkunft seinen Zimmerkollegen mit einem Messer zu töten. Für Herrn K. wird die Maßregel der Besserung und Sicherung, die nach § 61 ff. StGB gesetzlich geregelt ist, durch das zuständige Strafgericht angeordnet.

Maßgeblich für den Maßregelvollzug ist die Unterbringung in einem psychiatrischen Krankenhaus nach § 63 StGB und im Falle einer Abhängigkeitserkrankung die Unterbringung in einer Entziehungsanstalt nach § 64 StGB. Herr K. hat im Zusammenhang einer rechtswidrigen Tat im Sinne des § 63 StGB eine schwerwiegende Straftat begangen. Das Gericht bewertet die Tat im Zusammenhang mit einer bei Herrn K. vorliegenden Schuldunfähigkeit aufgrund einer seelischen Störung bzw. verminderten Schuldfähigkeit nach §§ 20, 21 StGB und beruft sich hierbei auf ein psychiatrisches Gutachten, das u. a. Aussagen zur Kriminal- und Rückfallprognose definiert. Zur Unterbringung im Maßregelvollzug werden in Deutschland drei verschiedene Gesetze angewendet. Zum einen das Maßregelvollzugsgesetz (MVollzG), das Psychiatrie-Krankengesetz (Psych-KG) und in Baden-Württemberg und Bayern das Unterbringungsgesetz (UBG). Die Maßregel in einem psychiatrischen Krankenhaus wird für Herrn K. zeitlich unbefristet angeordnet. Voraussetzung hierfür ist, dass von Herrn K. weiter Gefährlichkeit ausgeht und zu erwarten ist, dass er weitere erhebliche Straftaten begehen wird. Das Gericht stellt darüber hinaus fest, dass weitere Taten, die von Herrn K. ausgehen, Symptome der psychischen Verfassung und Zustände sind. Herr K. wird in der für seine Herkunftsgemeinde bzw. seinen Gerichtsbezirk zuständigen Forensischen Fachklinik behandelt.

Der Maßregelvollzug in Baden-Württemberg

Sowohl Erfahrungen aus dem angloamerikanischen und russischen Raum als auch bundesdeutsche Entwicklungen zeigen in den letzten zwei Jahrzehnten eine kontinuierliche Zunahme im Strafvollzug, aber auch an Betten im Maßregelvollzug. Dieser Trend spiegelt sich auch im Bundesland Baden-Württemberg wider, wie in Tabelle 1 zu sehen ist.

TABELLE 1 Maßregelvollzugsbetten von 1996–2008
(Quelle: Sozialministerium Baden-Württemberg, Pressestelle; Stand 2/2009)

Planbetten	'96	'97	'98	'99	'00	'01	'02	'03	'04	'05	'06	'07	'08
§ 63 StGB	----	458	472 +3%	487 +3%	505 +3%	521 +3%	533 +2,3%	551 +3,3%	551 +0%	565 +2,5%	586 +3,7%	655 +11,7%	+0%
Belegbetten	**'96**	**'97**	**'98**	**'99**	**'00**	**'01**	**'02**	**'03**	**'04**	**'05**	**'06**	**'07**	**'08**
§ 63 StGB	443x%	488+ 10,2%	516+ 5,8%	542+ 5,0%	555+ 2,4%	582+ 49%	621+ 6,7%	627 + 1%	621 – 1%	645 + 3,9%	630 – 2,3%	656 4,1%	650
Überhangbetten: Belegbetten-Planbetten		30 ----	44+14	55+11	50-5	55+1	88+37	67-22	70+3	80+10	44-36	1-43	0+/-0

Die Tabelle zeigt die prozentuale Zu- und Abnahme von Plan- und Belegbetten nach § 63 StGB in Baden-Württemberg innerhalb des zeitlichen Intervalls von 1996–2008, also über 13 Jahre. Das Verhältnis von Plan- und Belegbetten zueinander wird durch sogenannte Überhangbetten im selben Zeitintervall abgebildet. Die Planbetten sind, im Gegensatz zu den Belegbetten, die tatsächlich vorgehaltenen und finanzierten Betten für den Maßregelvollzug des Bundeslandes. Bei den Planbetten ist ein zunächst schleichend sukzessiver Anstieg von 1997 bis 2006 zu beobachten. 2007 kommt es zu einem sprunghaften Anstieg, der durch die Einrichtung von 45 neuen Maßregelvollzugsbetten an einem Standort für Forensische Psychiatrie zu erklären ist. 2008 kann hingegen erstmals eine Stagnation bzw. ein Ausgleich von Plan- und Belegbetten konstatiert werden.

DÖNISCH-SEIDEL und HOLLWEG (2003) zufolge, kostet in Deutschland das Einrichten eines neuen Platzes im Maßregelvollzug 255 000 Euro. Das würde bedeuten, dass im Zeitraum von 1997–2007, bei einer Platzerweiterung von 458 auf 655 um 197 Betten, insgesamt 50,23 Mio. Euro

Steuergelder benötigt wurden. Bei den Belegbetten hingegen kam es im Zeitraum von 1997 und 2002 zu starken Anstiegen. Von 2003–2008 konnte nur ein geringer und langsamer Anstieg der Betten beobachtet werden. Häufig müssen zur Entlassung anstehende forensisch-psychiatrische Patienten längere Wartezeiten für z.B. einen geeigneten stationären Wohnheimplatz in Kauf genommen werden. Das bedeutet, dass entlassfähige Patienten unnötigerweise lange hospitalisiert werden. Daraus resultieren Platzprobleme, die zu sogenannten Überhängen bei den Beleg- bzw. Planbetten führen.

TABELLE 2 Maßregelvollzugs-Überhangbetten in Baden-Württemberg von 1997–2008

	'97	'98	'00	'02	'03	'04	'05	'06	'07	'08
Überhangbetten nach § 63 StGB	+30	+44	+50	+88	+67	+70	+80	+44	+1	+-0

Bei den Überhängen, die sich aus der Differenz von Plan- zu Belegbetten errechnet, ergibt sich ein Mittelwert von 50,4 Betten für das zeitliche Intervall von 1997–2008. Mit 88 Überhängen in 2002 und einem Überhang von x in 2007 ist das Maximum und Minimum an Streuung hervorzuheben. 2002 reagierte die Politik, auf den im Jahr 2002 exponentiell hochschnellenden Überhang von n = 88 Betten, mit dem Einrichten von neuen Maßregelvollzugsbetten. Daraufhin wurde dann mit zeitlicher Verzögerung von 2006 auf 2007 mit einer Erweiterung um 69 Planbetten (+11,7 %) reagiert, wobei allein in einer Forensischen Fachklinik 45 neue Planbetten geschaffen wurden. Auf einen in der Tendenz kontinuierlich linearen Anstieg von 1997 bis 2002 folgte 2003 ein rasches Absinken und ein erneuter Anstieg bis 2006. Ab 2007 ist schließlich erstmals eine Kongruenz von Plan und Belegbetten festzustellen.

In welchem Verhältnis stehen nun die Plätze nach § 63 StGB zu den Plätzen nach § 64 StGB?

Im Schaubild ist zu erkennen, dass die Anzahl der Plätze nach § 64 StGB eine deutlich geringere Rolle in der Versorgung des Maßregelvollzuges spielen als die nach § 63 StGB. Grundsätzlich ist von einem Verhältnis von 75 % zu 25 % auszugehen. Auffällig ist die Kongruenz ab 2007 von § 63 StGB-Beleg- und Planbetten und dem Überhang von § 64 StGB-Planbetten in den Jahren 2005–2008. Ins Auge fällt ebenso der fast zeitgleiche sprunghafte Anstieg von sowohl § 64- als auch

§ 63-StGB-Plätzen bei den Planbetten im Zeitraum von 2005 bis 2007 und das anschließende konstante Plateau im Jahr 2008 sowie prospektiv in 2009. Zu den Entlassungen werden sowohl die gelungene Vermittlung in eine nachsorgende Einrichtung, eine Haftverlegung, eine Abschiebung, ein Suizd oder ein natürlicher Tod gerechnet.

ABELLE 3 **Plätze im Maßregelvollzug nach § 63 und § 64 StGB in Baden Württemberg von 1995–2008**
(Quelle: Sozialministerium Baden-Württemberg, Pressestelle; Stand 2/2009)

lanbetten	'95	'96	'97	'98	'99	'00	'01	'02	'03	'04	'05	'06	'07	'08
§ 63 StGB			458	472	487	505	521	533	551	551	556	586	655	655
§ 64 StGB			143	143	138	134	134	170	210	210	212	262	318	318
usammen	598	595	601	615	625	639	655	703	761	761	768	848	973	973
elegbetten	**'95**	**'96**	**'97**	**'98**	**'99**	**'00**	**'01**	**'02**	**'03**	**'04**	**'05**	**'06**	**'07**	**'08**
§ 63 StGB		443	488	516	542	555	582	621	627	621	645	630	656	650
§ 64 StGB		122	125	129	125	148	168	191	244	253	248	248	247	255
usammen	533	565	613	645	667	703	750	812	871	874	893	878	903	905

Wie haben sich nun die Kosten in den letzten Jahren entwickelt und wie hoch fallen die Kosten für ein Belegbett im Maßregelvollzug auch unter Berücksichtigung der Bettenmessziffern in Baden-Württemberg im Vergleich zu Hessen oder Bayern aus? Baden-Württemberg hat mit derzeit 10,9 Mio. Einwohner etwa ähnlich viele Einwohner wie der Freistaat Bayern mit 11,8 Mio. Einw.) oder doppelt so viele Einwohner wie Hessen (6,09 Mio. Einw.). Somit ist zu erwarten, dass die Betriebskosten, die Anzahl der gesamten MRV-Betten, die Kosten pro Belegbett sowie die Bettenmessziffer im Vergleich zu Bayern etwa gleich und im Verhältnis zu Hessen etwa doppelt so hoch sein müssten (s. Tab. 4).

In Baden-Württemberg sind die Kosten pro MRV-Bett im Vergleich zu Hessen oder Bayern, gemessen an der Einwohnerzahl, auf dem niedrigsten Niveau und zudem im Vergleichszeitraum von 2000 bis 2004 am geringsten angestiegen. Im Verhältnis zur Einwohnerzahl beansprucht Baden-Württemberg im Vergleich zu Hessen oder Bayern eine deutlich geringere Bettenanzahl für den gesamten MRV. Ausgedrückt in einer Bettenmessziffer von x-Betten/100 000 Einwohner für den Zeitraum von 2000–2004 ist in Baden-Württemberg von einem Mittelwert von 7,34/100000 Einw. auszugehen, während Hessen eine Bettenmessziffer von 8,84 und Bayern 12,80 aufweist.

TABELLE 4 Kosten des Maßregelvollzuges (MRV)
(Quelle: Sozialministerium Baden-Württemberg, Pressestelle; Stand 2/2009)

	Betriebskosten in Mio Euro pro Jahr			Kosten pro MRV-Belegbett pro Jahr (§63 und 64StGB)			MRV-Betten in x/100.000 Einw./=Bettenmessziffer		
Jahr	BaWü	Bayern	Hessen	BaWü	Bayern	Hessen	BaWü	Bayern	Hessen
2000	46,617	84,363	37,054	703 (66.311 Euro/Bett)	65.499 Euro/Bett	82.525 Euro/Bett	6,4	10,9	7,1
2001	49,084	104,815	37,609	750 (65.445 Euro/Bett)	75.842 Euro/Bett	72.744 Euro/Bett	6,8	11,7	8,48
2002	53,792	115,041	42,790	813 (66.164 Euro/Bett)	76.439 Euro/Bett	76.556 Euro/Bett	7,45	12,75	9,17
Jahr	BaWü	Bayern	Hessen	BaWü	Bayern	Hessen	BaWü	Bayern	Hessen
2003	59,244	132,2	46,519	871 (68.647 Euro/Bett)	86.461 Euro/Bett	74.192 Euro/Bett	7,99	12,95	9,17
2004	66,230	54,4	52,636	874 (75.778 Euro/Bett)	83.189 Euro/Bett	83.548 Euro/Bett	8,07	15,72	10,29
2005				893			8,19		
2007				903			8,28		
2008				905			8,30		

Im Vergleich zu Hessen und Bayern ist in Baden-Württemberg die ökonomische Belastung für den Bereich der Finanzierung des Maßregelvollzuges am geringsten. Das bedeutet jedoch nicht, dass es in Baden-
Württemberg weniger psychisch kranke Straftäter nach § 63 oder § 64
StGB als in Hessen oder Bayern gibt. Es ist eher zu mutmaßen, dass die
Zuweisungswege einer unterschiedlichen rechtlichen Gestaltung folgen
oder die juristischen Bedingungen für eine forensische Unterbringung
in den Bundesländern unterschiedlich interpretiert werden. Es ist außerdem zu vermuten, dass die schrittweise Teilprivatisieurng der Trä-
gerschaften der Zentren für Psychiatrie in Baden-Württemberg in den
letzten Jahren ebenso Einfluss auf die Anzahl an Plan- und Belegbetten
des Maßregelvollzugs genommen hat. Zuletzt ist auch anzunehmen,
dass der 2008 geplante Ausbau des Justizvollzugskrankenhauses bei
Stuttgart von derzeit 33 auf 120 Betten für psychisch kranke Straftäter, die nicht die juristischen Bedingungen für den Maßregelvollzug
erfüllen, berücksichtigt werden müsste.[1] HAX-SCHOPPENHORST (in
SCHMIDT-QUERNHEIM 2008: 72) stellt fest, dass gerade im Zeitraum
2000–2003 die forensisch-psychiatrische Bettenmessziffer von 8,6 pro
100 000 Einwohner auf 10,2/100 000 Einwohner in Deutschland in die
Höhe geschnellt ist, wovon allein 7–7,5 auf den Maßregelvollzug nach
§ 63 StGB entfielen. Im bundesdeutschen Vergleich hat Baden-Würt-
emberg in den Jahren 2001–2003 mit einer durchschnittlichen Bettenmessziffer von 7,4/100 000 Einwohnern relativ wenige Maßregelvoll-

zugsbetten. Der Bedarf an geeigneten Nachsorgeplätze steigt dafür von Jahr zu Jahr stetig an.

TABELLE 5 Verteilung der Planbetten nach § 63 StGB auf die sechs Standorte in Baden- Württemberg (Quelle: Die Zentren für Psychiatrie in Baden-Württemberg, 2003)

Standorte und zuständiger Stadtkreis	Anzahl der Planbetten 2008	Zuständige Landgerichtsbezirke
ZfP Weissenau / Ravensburg	95	Ravensburg, Bodenseekreis / Friedrichshafen, Stuttgart, Böblingen, Ludwigsburg, Esslingen, Rems-Murr-Kreis
ZfP Reichenau / Konstanz	100	Konstanz, Rottweil usw.
ZfP Emmendingen / Freiburg i. Br.	98	Emmendingen, Baden-Baden, Pforzheim, Offenburg
ZfP Wiesloch / Heidelberg-Mannheim	240	z. B. Heilbronn Mannheim, Karlsruhe usw.
ZfP Bad Schussenried / Ulm	72	z. B. Tübingen, Ulm
ZfP Weinsberg / Heilbronn	45 (seit 2006)	z. B. Künzelsau, Schwäbisch Hall
	Gesamt: **650** Belegbetten	

Die für den (Ober-)Landgerichtsbezirk Stuttgart und somit für den Großraum Stuttgart zuständige Forensische Fachklinik am Zentrum für Psychiatrie Weissenau stellt 95 Planbetten für den Maßregelvollzug nach § 63 StGB bereit. Das Versorgungsgebiet umfasst mit dem Stadtkreis Stuttgart (592 000 Einwohner) und den angrenzenden Landkreisen insgesamt 2,01 Mio. Einwohner. Unter Berücksichtigung der Landkreise Ravensburg mit 275 00 Einwohnern und dem Bodenseekreis mit 204 000 Einwohnern, ist von einem Verhältnis von 24 Planbetten/100 000 Einwohner pro Jahr für die gesamte Entlassregion der Forensischen Fachklinik Weisenau auszugehen.

Zusammenarbeit von Gemeindepsychiatrie und Forensik

Nach JOKUSCH (2002) ist eine Aufnahme bzw. Überleitung der Klientel in den Entlassregionen, wie z. B. im Bodenseekreis, im Kreis Ravensburg oder in Stuttgart gelungen, wo es innerhalb eines Gemeindepsychiatrischen Verbundes eine Hilfeplankonferenz gibt, an der regelmäßig ein Sozialdienstmitarbeiter der Forensik teilnimmt. Hilfeplankonferenzen, so Jokusch weiter, sind inzwischen für das Casemangement unverzichtbar, und somit für einen gelungenen Übergang von der Forensischen Psychiatrie in gemeindepsychiatrische Einrichtungen und stellen Kriterien für Güte und Qualität in der Vernetzung und Planung dar.

IBRP-Recherche in der HPK-Geschäftsführung in Stuttgart

Eine Aktenrecherche[2] der spezifisch aus der Forensik stammenden Integrierten Behandlungs- und Rehabilitationspläne (IBRP) in der Zeit von 2004–2009 gibt Auskunft über die Anzahl und die Gruppe der Klienten, die von der für Stuttgart zuständigen Forensischen Fachklinik in der Hilfeplankonferenz vorgestellt wurden. Die Hilfeplankonferenz in Stuttgart nahm erstmals im April 2004 ihre Arbeit auf und zählte zum Stichtag 31.03.2009, nach insgesamt fünf Jahren, 1061 Klienten mit den entsprechenden IBRP, die nach dem Kriterium der Plausibilität und auf den individuellen Hilfebedarf hin geprüft wurden. Die Hilfeplankonferenz in Stuttgart trifft sich i. d. R. einmal pro Monat. Das bedeutet, dass pro Sitzung annähernd 18 IBRP vorgestellt und den Klienten verbindliche Angebote von den bekannten Anbietern unter dem Dach des Gemeindepsychiatrischen Verbundes unterbreitet werden. Die Mitglieder der Hilfeplankonferenz sind Vertreter aller Anbieter des stationären-ambulanten Wohnens, der Kliniken, des Kostenträgers, der Forensischen Fachklinik, des Gefängniskrankenhauses und der Sozialplanung. Gelegentlich nehmen auch Vertreter der Beschwerdestelle, der Betroffeneninitiative, Angehörige, Bürgerhelfer teil. Die Geschäftsführung der Hilfeplankonferenz ist u. a. für die Moderation, Koordination und Gremienarbeit verantwortlich.
Die spezifisch »forensischen« Integrierten Behandlungs- und Rehabilitationspläne stellen 3,6 % der gesamten Rehapläne im oben ge-

nannten Zeitraum dar. In der IBRP-Recherche stellt der Anteil an Frauen mit vier Personen nur 11,4 % der Stichprobe dar. Nach dem aktuellen Forschungsstand sind nur 5 % der Patienten des Maßregelvollzugs in Deutschland Frauen (SCHMIDT-QUERNHEIM & HAX-SCHOPPENHORST 2008: 68). Das durchschnittliche Alter beträgt in der Recherche 37,1 Jahre, wobei acht Patienten in die Altersklasse von 45 – 65 Jahren fallen und vier Patienten jünger als 29 Jahren sind. Nach SCHMIDT-QUERNHEIM und HAX-SCHOPPENHORST (a.a.O.) betrug 1998 der Altersschnitt im Maßregelvollzug in Deutschland 39,3 Jahre. Die größte Gruppe stellen 26 Patienten in der Altersklasse von 30 – 44 Jahren dar.

TABELLE 6   **Analyse von 38 Hilfeplänen von MRV-Patienten in Stuttgart vom 1.4.–31.5.2009**

Geschlecht	Männer: 34	Frauen: 4		
Altersdurchschnitt	Männer: 38 Jahre	Frauen: 43 Jahre		
Gesetzliche Betreuung	20 (Männer und Frauen)			
Diagnosen nach ICD 10	schizophrene Psychose: 16 (F.20-29)	Doppeldiagnose; Psychose und Sucht: 18 (F.20-F.29 i.V. mit F.10-F19)	Doppeldiagnose; Minderbegabung und Sucht: 2 (F.70-79 i.V. mit F.10-F.19)	Doppeldiagnose; Persönlichkeitsstörung mit B-Cluster und Sucht: 2 (F.60-69 i.V. mit F.10-F.19)
Anvisierte Vermittlung vom MRV in	Betreutes Wohnen in Wohngruppen: 21	Wohnheime: 15	Psychiatrische Familienpflege: 1	Betreutes Einzelwohnen: 1
Heimatgemeinde / Bezug	geb. in Stuttgart / letzter gewöhnlicher Aufenthalt >5 Jahre in Stuttgart: 28	Großraum Stuttgart, benachbarte Landkreise: 3	außerhalb Stuttgarts / Bezug durch Angehörige in Stuttgart: 7	

Nach JOKUSCH (2002: 9 ff.) befindet sich der Großteil der forensischen Patienten zuvor in allgemein-psychiatrischer Behandlung (acht von zehn), ein Großteil lehnt die Angebote der Gemeindepsychiatrie ab, sie werden mehrfach per Unterbringung in eine Klinik eingewiesen und verbüßen zuvor Haftstrafen. Sie kommen zu 90 % (Allgemeinbevölkerung: 15 %) aus Gesellschaftsschichten mit niedrigem sozioökonomischen Status. Bei 60 – 70 % wird eine Komorbidität diagnostiziert.

18 von 38 (58 %) der Patienten weisen eine Doppeldiagnose auf. Es dominiert die Patientengruppe mit Psychose und Sucht. Sowohl die Patientengruppen mit einer Doppeldiagnose aus Minderbegabung und Suchterkrankung und die Patientengruppe mit Persönlichkeitsstörung und Suchterkrankung umfasst jeweils zwei Personen von 38 (5,2 %). Es ist zu vermuten, dass diese Doppeldiagnosegruppen sicher größer ausfallen würde, wenn für diese Patientengruppen mehr geeignete und adäquate Nachsorgeplätze zur Verfügung stünden. Diese beiden Doppeldiagnosen stellen für zumindest einen Teil der nachsorgenden Einrichtungen innerhalb des Gemeindepsychiatrischen Verbunds Stuttgarts Ausschlusskriterien dar.

Zum Zeitpunkt der Vorstelllung bei der Hilfeplankonferenz befanden sich lediglich 20 Patienten in gesetzlicher Betreuung. Von den 18 Patienten ohne Betreuung, standen noch weitere von der Forensischen Psychiatrie angeregten Betreuungsverfahren in einem laufenden Verfahren. Die anvisierte Vermittlung erfolgt zu 63,2 % ins ambulant Betreute Wohnen, wobei ein Anbieter des Betreuten Wohnens annähernd 90 % aller Klienten einen passenden Betreuungsrahmen anbieten kann.

Aus der Fachliteratur ist zu erfahren, dass nach SEIFERT et al. (2001) 77 % aller entlassenen Pateinten in Nachsorgeeinrichtungen leben. FREESES Untersuchung (2008) aus Hessen gibt Auskunft zum Entlassungssetting. Danach können 16 % der Patienten im Betreuten Wohnen, 65 % in Wohnheimen und 18 % im privaten Umfeld bzw. bei Angehörigen einen Platz bekommen.

Für die entlassenen Patienten, die in einem der vier stationären Wohnheime im Gemeindepsychiatrischen Verbund Stuttgart eine Nachsorge erfahren, ist passager noch der Besuch einer Werkstatt für Behinderte vorgesehen. Ein Patient wurde von der Klinik aus in die psychiatrische Familienpflege entlassen. Ein weiterer Patient wird mit durchschnittlich fünf Kontakten pro Woche in seiner Eigentumswohnung durch intensiv betreutes Wohnen begleitet. Der ambulante psychiatrische Sonderpflegedienst wird flankierend zur Kontrolle und Absicherung der Medikamentenvergabe in die Basisversorgung der forensischen Nachsorge im Betreuten Wohnen integriert. Grundsätzlich wird eine Re-Integration in die Heimatgemeinde bzw. in den Heimatlandkreis des Patienten angestrebt. Dies steht jedoch in Korrelation und Abhängigkeit zum Belastungsgrad der sozial-familiären und der sozialräumlichen Beziehungen und Bindungen. Der Entlassungsort ist ferner vom individuellen Kontroll- und Hilfebedarf des Patienten abhängig und davon, ob der Betreuungsrahmen für den entlassfähigen Patient in der Nachbetreuung überhaupt bereitgestellt werden kann. Nicht zuletzt ist zu berücksichtigen, wo und wie das Opfer lebt und ob eine Rückkehr des Täters zumutbar ist. Darüber hinaus müssen die Versorgungsstrukturen für die ehemals forensisch-psychiatrischen Patienten in dieser Region angeboten werden, die erforderlich sind. Erschwerend kommt hinzu, dass durch Entwurzelungsbiografien der Patienten häufig nicht von einem Heimatort gesprochen werden kann (vgl. KUMMER & Masanz 2009 a).

Aus der IBRP-Recherche ging hervor, dass der überwiegende Teil der forensischen Patienten, die für eine Nachbetreuung in Stuttgart bereit stehen, Heimkarrieren hinter sich haben, aus Broken-home-Familien stammen, viele Umzüge hinter sich haben, aus anderen Kulturkreisen stammen, entwurzelt oder traumatisiert waren.

Das Kriterium »Stuttgarter« war erfüllt, sobald der Patient seinen gewöhnlichen Aufenthaltsort zum Eintritt vor dem Maßregelvollzug länger als fünf Jahre in Stuttgart hatte. Oftmals lebten die Patienten zuvor auch ohne festen Wohnsitz, in Asylen oder Notunterkünften.

Ein zielgruppenüberbegreifendes Hotelprojekt in Stuttgart von 1/2005 – 6/2008 gibt Auskunft zu soziodemografischen Charakteristika bei 73 psychisch kranken, suchtkranken, wohnungslosen Menschen, die häufig aus sozialpsychiatrischen Versorgungsangeboten wegen grober Verstöße gekündigt wurden, in den Sozialämtern und Jobcentern als stark auffällig eingestuft werden und zentral in einem Sozialhotel betreut und begleitet wurden. 30 von 73 (41 %) der Bewohner hielten sich bereits vor der Zeit im Sozialhotel in ungesicherten Unterkünften wie z.B. im Gefängnis, in Asylen, auf der Straße, im Krankenhaus oder in der Forensik auf (MASANZ 2008: 107).

28 (73,7 %) der vorgestellten Klienten der IBRP-Recherche waren langjährige Stuttgarter Bürger oder hielten sich länger als fünf Jahre vor der Unterbringung im Maßregelvollzug in Stuttgart auf. Sieben (18,4 %) der 38 vorgestellten Klienten in der Hilfeplankonferenz Stuttgart kommen von außerhalb, haben jedoch ihre nächsten Bezugspersonen in Stuttgart oder aus den benachbarten Landkreisen.

Nun ist der Frage nachzugehen, wohin die 38 vorgestellten Klienten innerhalb des Gemeindepsychiatrischen Verbundes in Stuttgart, unter Berücksichtigung weiterer Items, tatsächlich gelangten.

Auswertung soziodemografischer Daten in fünf sozialpsychiatrischen Einrichtungen im GPV Stuttgart

38 forensisch-psychiatrische Patienten nach § 63 StGB wurden im Zeitraum vom 1.4.2004–31.5.2009 von der Forensischen Fachklinik Weissenau in der Hilfeplankonferenz Stuttgart auf der Basis des Integrierten Behandlungs- und Rehabilitationsplans vorgestellt. Auf der Grundlage einer Telefon und E-Mail-Recherche bei den bekannten Einrichtungen der Eingliederungshilfe, die ehemalige Patienten nach § 63 StGB betreut haben und noch betreuen, wird den Fragen nachgegangen, in welche Maßnahme bzw. Betreuungssettings die Patienten tatsächlich erfolgreich vermittelt wurden? Wie lange wurden sie dort im Rahmen der Nachsorge betreut (Aufenthaltsdauer)? In welchem Verhältnis steht die Anzahl der ehemals forensischen Patienten zur gesamten Anzahl der Einrichtungsplätze? Gab es im Verlauf der Nachsorge Kriseninterventionen (Anzahl) bzw. Abbrüche? Und schließlich, in welchem Rahmen erfolgte nach Beendigung der Maßnahme die fortsetzende Betreuung der ehemals forensischen Patienten? In Stuttgart gibt es insgesamt vier Heime der Eingliederungshilfe nach § 53 SGB XII, ein geschlossenes Wohnheim nach § 1906 BGB, drei Sozialpsychiatrische Wohngruppenverbünde sowie die Psychiatrische Familienpflege, die ehemals forensisch-psychiatrische Patienten nach § 63 StGB im Zeitraum von 1.4.2004–31.5.2009 betreut haben bzw. noch betreuen.

TABELLE 7 Welche Einrichtungen des GPV Stuttgart nehmen wie viel Patienten nach § 63 StGB zur Nachsorge auf?

Einrichtungen im Gemeindepsychiatrischen Verbund Stuttgart, die Nachsorge anbieten:	Anzahl der Plätze
Wohnheim 1:	2
Wohnheim 2:	1
Wohnheim 3:	6
Wohnheim 4:	6
Wohnverbund 1:	1
Wohnverbund 2:	3
Wohnverbund 3:	13
Psychiatrische Familienpflege:	1
Gesamtzahl der Plätze	33

Fünf der 38 in der Stuttgarter Hilfeplankonferenz Stuttgart vorgestellten Klienten sind nicht mehr ihrem anvisierten Platz zuzuordnen. Das heißt, es kam vermutlich in diesen Fällen zu keiner gelungenen Vermittlung in die angestrebte nachbetreuende Einrichtung. Der Zeitpunkt des Scheiterns ist entweder im Rahmen der letzten Lockerungsstufe in der Klinik, in der Probewohnphase oder in der anschließenden extramuralen Belastungserprobung innerhalb der Einrichtung zu vermuten. 16 (48,5 %) der 33 ehemals forensisch-psychiatrischen Patienten wurden in insgesamt vier stationären Heimen, 16 (48,5 %) im ambulant Betreuten Wohnen und ein Patient (3 %) wurde in der Psychiatrischen Familienpflege nachbetreut.

Inwiefern korrespondieren nun die Erwartungen der Forensischen Psychiatrie mit denen der befragten Experten des Gemeindepsychiatrischen Verbunds Stuttgart?

Methodik der qualitativen Experteninterviews

Nach der Transkription der drei (mit Pretest 5) Experteninterviews, die der deskriptiven Erfassung von Tatsachen dient, wurde der Textcorpus durch »Cut- und paste-Technik« als deduktiv-reduktive Analyse in Form einer Zusammenfassung auf die wesentlichen Bestandteile reduziert. Die Befragten werden als Experten verstanden, deren Fachwissen verhandelt wird. Sie sind Informationslieferant für Sachverhalte zur forensischen Nachsorge innerhalb des Gemeindepsychiatrischen Verbunds Stuttgart. Bei der Auswahl der Befragten ging es vielmehr um eine Typisierung bzw. Typologie und weniger um Repräsentativität und Generalsierung (LAMNEK 2006: 333 und 384).

Nach der Themen-Kategorisierung bündelten sich die Erwartungen in die Kategorien E1, E2, E3 und E4 und in den Begriffen Kooperation und Selbstverständnis Nachsorge. Die Kategorien wurden unter Berücksichtigung der genauen Zuordnung von Interviewpassagen mit den passenden Daten zusammengefasst. Danach wurde nach übereinstimmenden und divergierenden Mustern geforscht, die ja bereits bei der Auswahl der Befragten als Kriterium berücksichtigt wurden. In einem nächsten Schritt wurden die mit Bedeutung aufgeladenen Stellen, in sogenannte Ankerzitate herausgestellt und hervorgehoben, die wiederum jeder Kategorie zugeordnet wurden. Es folgt eine verallgemeinernde und generalisierende Darstellung und Interpretation der

Interviewtexte unter Berücksichtigung der gestellten Hypothesen: Es treffen in der Schnittstellenarbeit unterschiedlichste Konzepte und somit unterschiedlichste Erwartungshaltungen aufeinander.

Die nachbetreuenden Einrichtungen in Stuttgart sehen sich selbst und ihre Arbeit als autonom, ohne Berücksichtigung des juristisch-kriminologisch-forensischen Know-hows. Die nachbetreuenden Einrichtungen sehen sich nicht als Glied in einer forensischen Nachsorgekette. Für sie sind die definierten Weisungen und Auflagen nicht umsetzbar und realistisch.

Vier Erwartungshaltungen der Forensischen Psychiatrie treffen auf drei Vertreter des GPVs Stuttgart

Im Verlauf einer ersten Forschungsphase wurden im Rahmen einer qualitativ-quantitativen Mitarbeiterevaluation in fünf Forensischen Fachkliniken Baden-Württembergs vier Kernthemen extrahiert und in entsprechende Erwartungshaltungen formuliert. Mit diesen Erwartungshaltungen vonseiten der Forensischen Psychiatrie an die nachbetreuenden gemeindepsychiatrischen Einrichtungen wurden drei sogenannte Gatekeeper des Gemeindepsychiatrischen Verbunds Stuttgart konfrontiert und gebeten, ihre Einstellungen zu nennen und Positionen zu beziehen.

Die erste Erwartungshaltung der Forensischen Psychiatrie an die nachsorgende Einrichtung lautet: »Ich wünsche mir eine differenzierte Auseinandersetzung mit der Forensik in den jeweiligen Nachsorgeeinrichtungen, schließlich bekommen diese Einrichtungen öffentliche Gelder, haben einen öffentlichen Auftrag und hierzu gehört auch die Nachsorge von forensischen Patienten. Das wird oft vergessen!« Ein Experte bezieht zu diesem Ausspruch Stellung und hebt eine zentrale Problematik in der Nachbetreuung von ehemals forensisch-psychiatrischen Patienten hervor. »Dieses Zitat gibt Anlass, dass das Selbstverständnis des Begriffes Nachsorge aus Sicht der Forensischen Psychiatrie ein anderes ist als es in der Gemeindepsychiatrie bzw. den Einrichtungen der Eingliederungshilfe der Fall ist. Die Forensische Psychiatrie betrachtet gemeindepsychiatrische Versorgungseinrichtungen als Nachsorgeeinrichtungen für die entlassfähigen forensischen Patienten. Das sind wir jedoch nicht! Wir sind Regeleinrichtungen der Eingliederungshilfe und das ist auch unser Kostenträger. Von dort bekommen wir Geld (...)

nicht für die forensische Nachsorge, sondern für die Eingliederungshilfe«, so ein Ankerzitat aus einem Experteninterview (KUMMER &
MASANZ 2009: 137). Der Begriff der Nachsorge, so der Experte später, »ist ein Begriff der Forensik. Diesen Begriff gibt es bei uns (in der
Eingliederungshilfe) nicht. Unser Kostenträger würde unter die Decke
gehen, wenn wir diesen Begriff kreieren würden und uns als Nachsorgeeinrichtungen der Forensik bezeichneten!« (a. a. O. 128 f.).
Wie versteht nun Forensik den Begriff der Nachsorge? Bargfrede, der
eine Untersuchung zur Enthospitalisierung und Nachsorge von »Long-
stay-patients« durchgeführt hat, benennt die Leistungen, die vornehm-
lich von Sozialarbeitern und Sozialpädagogen nach der klinikstatio-
nären Behandlung durchgeführt werden, mit psychosozialen Hilfen,
die im Rahmen des Bereiches von »Rehabilitation und Nachsorge«
erfolgen (BARGFREDE 1999: 149). Nachsorge, ergänzen SCHMIDT-
QUERNHEIM und HAX-SCHOPPENHORST (2008: 295), bezieht sich auf
den komplementären-außerklinischen Bereich. Der Begriff umfasst
alle Behandlungs- und Betreuungsmaßnahmen ehemaliger forensisch-
psychiatrische Patienten, die nach einer bedingten Entlassung aus der
Unterbringung nach § 67 d StGB zur Anwendung kommen. Rehabilitation hingegen, wird gemäß der Psych-Personalverordnung von 1990
als Behandlung verstanden, die sich auf ausreichend stabilisierte Kranke bezieht und zielt auf das Bessern und Lindern der Krankheitsfolgen
bzw. mit diesen leben zu lernen, auf Enthospitalisierung und die Wiedereingliederung ab (BMAS 1990).
Bei zwei der interviewten Experten scheint weniger der Wunsch nach
einer differenzierten Auseinandersetzung ein Thema zu sein, als vielmehr die Sorge, dass der erhebliche Mehraufwand und die Mehrarbeit in der Nachbetreuung von ehemals forensisch-psychiatrischen
Patienten nicht vom Kostenträger honoriert wird (KUMMER & MA-
SANZ 2009: 138). »Eine höhere Hilfebedarfsgruppe ist allein durch den
höheren Aufwand an Überwachung und Kontrollen der gerichtlichen
Auflagen und Weisungen zu rechtfertigen (...) das wird zum finanziellen Problem, wenn wir noch mehr forensische Patienten zur Nachsorge hätten«, äußert sich ein Befragter. Es wird ein Konzept zwischen
Justiz und Eingliederungshilfe gefordert, in dem die Mehrarbeit auch
anerkannt und honoriert werde (a. a. O.).
Ein Experte hebt hervor, dass sich die Forensische Psychiatrie im Klaren darüber sein muss, »dass wir Einrichtungen sind, die ›Forensiker‹

aufnehmen, weil wir uns verantwortlich fühlen, diesen Menschen eine zweite Chance zu geben, (...) sie wieder ins Hilfesystem aufzunehmen« (a.a.O.: 123 ff.). Das bedeutet, dass eine Aufnahme der forensischen Klientel mehr aus Gründen der Kulanz und auf Freiwilligkeit beruht und aus einer selbstverordneten moralisch-sozialpsychiatrischen Haltung heraus erfolgt, da sich der Gemeindepsychiatrische Verbund Stuttgart gegenüber dem Personenkreis verpflichtet hat, eine Nachbetreuung für die Zeit nach der Maßregel anzubieten.

Ein Interviewter gibt an, »dass sie die Rolle der Nachsorge eher als Part zwischen den Stühlen sehen, (...) die Forensische Psychiatrie hätte gerne, dass Nachsorge unter ihren Regeln stattfindet, wir stehen in dem Dilemma, dass wir Leistungen erbringen, die irgendwo unter dem Dach der Eingliederungshilfe zu finden sind«. Im Idealfall geht es darum, Übereinstimmung zu finden, einen vernünftigen Kompromiss, wo jeder über die Möglichkeiten und Grenzen Bescheid weiß (a.a.O.: 141).

Ein anderer Interviewpartner akzentuiert das Selbstverständnis der gemeindepsychiatrischen Einrichtungen in Stuttgart mit den Worten, dass man sich als Versorgungsregion Stuttgart verstehe und sich zweifelsohne mit der Thematik auseinandersetze (a.a.O.). Diese Patienten, so der Befragte später, können nicht ewig in der Forensik bleiben, sondern müssen in ihre Herkunftsregion zurückkommen können.

Die zweite Erwartung der Forensischen Psychiatrie lautete: »Das A und O ist, dass Nachsorgeeinrichtungen rechtzeitig Hilfe bei uns in Anspruch nehmen. Man muss mit Rückschlägen rechnen und darauf vorbereitet sein.« Erfolgreiche Nachsorgearbeit ist von vielerlei beeinflussbaren Faktoren und unbeeinflussbaren Faktoren abhängig. Zu den unbeeinflussbaren gehört z.B. der finanzielle Rahmen der Einrichtungen oder die individuellen Trägerstrukturen, die in der jeweiligen Entlassregion vorherrschen. Nachsorge ist auch von aktuellen, medial-öffentlichkeitswirksamen Ereignissen wie z.B. dem Amoklauf in Winnenden am 11.3.2009, vom Verhalten und der Entscheidung des Gerichts bzw. des Richters, der Staatsanwaltschaft etc. abhängig (KUMMER & MASANZ 2009: 13).

Bei der juristischen Beurteilung von z.B. »§ 63er-Patienten« ist bereits die erste Entscheidung des Strafrichters wegweisend. Das heißt, bei der Gesamtwürdigung des Delikts und des Straftäters gilt es zu entscheiden, welcher Anteil zivil- und welcher strafrechtlich zu beurteilen ist. Die Frage lautet, gehört der Straftäter in den Maßregel- oder in den Strafvollzug? Es scheint manchmal eine fast zufällige Entscheidung zu sein, die der Richter fällt. Hierbei spielten und spielen noch immer Kompetenzen in der Kommunikation und der Bereitschaft, ein Feedback einzuholen zwischen Gericht und Ärzten, eine wichtige Rolle. Die später definierten gerichtlichen Weisungen und Auflagen sind ebenso von der Richterpersönlichkeit abhängig. Werden Auflagen definiert und vorgeschrieben, die umsetzbar, kontrollierbar und überprüfbar sind? Wird der Vorschlag der Forensischen Psychiatrie für die Urlaubsregelung berücksichtigt usw. (REICHERT 2008)? Die beeinflussbaren Faktoren forensischer Nachsorge können z. B. individuell-fachlich-methodische Kompetenzen der beteiligten Akteure oder deren Kooperations-, Kontakt- und Nutzungskompetenz sein. Die Frage ist also, zu welchem Zeitpunkt und in welcher Situation ist externe Hilfe einzuholen?

Diese Kompetenz korreliert mit dem Grad an Professionalität der nachsorgenden Teams und hängt mit den Fähigkeiten zusammen, die Grenzen der eigenen Kompetenzen zu erkennen (KUMMER & MASANZ 2009: 13). Die Reaktion eines Experten in Stuttgart lautet, das A und O sei vielmehr, bereits im Vorfeld zu klären, wer welche Verantwortung habe, das heißt, die Laufwege sind zu klären. Die rechtzeitige Kontaktaufnahme sei nicht das Problem. Es gebe schlichtweg Krisen, die auch durch frühzeitige Kontaktaufnahme mit der Forensischen Psychiatrie nicht ohne Abbruch bzw. Krisenintervention beantwortet werden können (KUMMER & MASANZ 2009: 141 f.). In die Erwartung mischt sich ein leiser Vorwurf, denn es heißt, wenn ihr rechtzeitig Hilfe bei uns einholen würdet, käme es nicht zu Rückschlagen. Das rechtzeitige Hilfeeinholen wird als Kernkompetenz der forensischen Nachbetreuung verstanden. Die Befragten sind vielmehr der Meinung, dass sich Krisen unabhängig vom Betreuungssetting entwickeln und das habe nichts damit zu tun, sich rechtzeitig zu melden.

Bargfrede resümiert aus einem Modellprojekt zur ambulanten Nachsorge des Zentrums für Forensische Psychiatrie in Lippstadt-Eickelborn von 1989–1993 hierzu, dass unabhängig von Form und Dichte eines extramuralen Behandlungs- und Betreuungsnetzes, dies offensichtlich nicht vor Krisen schützt. Generell, so weiß Bargfrede weiter, kommen Krisen bei Patienten, die allein oder im Betreuten Wohnen leben, ebenso vor wie bei Bewohnern in hochstrukturierten Heimen.

Es ist dennoch festzustellen, dass die Krisen mit den weitreichendsten Folgen für die Betroffenen in der Entwicklung bei Patienten auftraten, die in der eigenen Wohnung lebten (BARGFREDE 1999: 381 f.). Es wurde deutlich, dass es in der Nachsorge Formen und Ausprägungen von Krisen gibt, die fernere Verwandtschaften zu Krisen in der allgemeinpsychiatrischen Praxis aufweisen, die lange in anderen totalen Institutionen lebten. Letztlich und insbesondere unter Einbeziehung aller Merkmale, bleiben die Krisen der Untersuchungspopulation, der »Long-stay-population«, eben doch durch ihre biografische Besonderheiten und re-(aktualisierte) Erfahrungswerte und übrigen Prägungen sowie über ihren gesellschaftlichen Standort nahezu unvergleichlich mit Krisen anderer Randgruppen, so Bargfrede.

Bargfredes Erkenntnisgewinn zu forensischen Nachsorgekrisen wird durch die Erfahrungen eines befragten Experten aus dem Gemeindepsychiatrischen Verbund Stuttgart untermauert. Mit Rückschlägen und Krisen haben die Befragten auch gerechnet, nicht jedoch mit der Heftigkeit, Intensität, Stärke und den Auswirkungen, die Krisen haben können (KUMMER & MASANZ 2009: 143). Grundsätzlich geben alle drei Befragten an, dass sie gerne auf die geschätzte Kompetenz, die Erfahrungen und die bekannten Angebote der Forensischen Psychiatrie zurückgreifen, und sich dort melden, austauschen und Rat einholen. Ein Problem, so die Befragten einstimmig, gebe es eher bei den niedergelassenen Fachärzten, die die psychiatrische Behandlung fortsetzen und sich weder auf eine verlässliche Kooperation mit den Einrichtungen noch mit den forensischen Vorbehandlern einlassen.

Die dritte Erwartung lautet »Wir erwarten eine Gleichbehandlung der forensischen Patienten und der Patienten mit nicht forensischen Hintergrund« (a. a. O.). Aus der ersten Forschungsphase ging hervor, dass neun von 19 Interviewpartner (47,4 %) die Einschätzung teilen, dass keine spezifische Betreuung in der Nachsorge erforderlich sei. Die forensische Klientel soll vielmehr die gleiche Behandlung wie die Klienten ohne forensischen Hintergrund erfahren, schließlich sei es keine Diagnose, ehemals in der Forensik behandelt worden zu sein. Zehn von 19 Experten der Forensischen Psychiatrien in Baden-Württemberg sprechen sich eindeutig für eine spezifische Behandlung ehemaliger Patienten des Maßregelvollzugs innerhalb der Nachsorge aus, die schon allein wegen der juristischen Rahmenbedingungen und Einflussgrößen bestehen (KUMMER & MASANZ 2009: 8). Aus dem unterschiedlichen

Verständnis zur Erwartung einer Gleichbehandlung könnte abgeleitet werden, dass sich dies lediglich auf ein vorurteilsfreies und offenes Zugehen auf den ehemals forensischer Patienten bezieht, der in einer Einrichtung der Eingliederungshilfe aufgenommen wird. Der Umgang bzw. die spezifische Betreuung ist jedoch so zu gestalten, dass die definierten juristischen Weisungen gewürdigt, berücksichtigt und mit entsprechenden Kontrollen umgesetzt werden.

Ein Befragter gibt zur Antwort, dass diese Menschen, schließlich mit einem erhöhten Risikopotenzial versehen, unter Auflagen stehen. Zu erwarten, sie gleich zu behandeln, sei ein Widerspruch in sich (KUMMER & MASANZ 2009: 144).

»Der zentrale Bestandteil im Umgang mit forensischen Patienten ist die Kontrolle. Zentraler Bestandteil der Betreuung nicht forensischer Klienten ist gerade das Gegenteil. Der Umgang ist soft, der mit den forensischen Patienten ein völlig anderer. Bereits bei der Aufnahme wird deutlich gemacht, dass forensische Patienten anders behandelt werden und es zu einer Ungleichbehandlung kommt.« (a.a.O.) Die Befürchtung einer fortgeführten bzw. erneuten (Re-)Stigmatisierung innerhalb der Nachsorgeeinrichtung aus Sicht der Forensischen Psychiatrie ist berechtigt. Die Befragten finden jedoch auch in ihrer Haltung, einer absichtlichen und bewussten »Anders-Behandlung« Unterstützung durch Bargfredes empirischer Untersuchung.

BARGFREDE (1999: 382) ergänzt hierzu, dass die Einflussfaktoren der Institution Maßregelvollzug über die Jahre hinweg auf eine Verhaltensänderung im intramuralen Kontext einwirken. Es bestehen Erwartungen von außen, dass da drinnen ein neuer Mensch aus dem Untergebrachten gemacht wird, also »inwieweit gelingt es den Patienten, veränderte Verhaltensmuster, die sich intramural als tauglich erwiesen haben, in eine extramurale Lebenswirklichkeit zu übertragen und dort fortzuentwickeln.«

Als Hemmschuh flexibler psychosozialer Reaktionsmöglichkeiten erweist sich, so Bargfrede, die Einweisungsdauer von institutionellen Wirkungsfaktoren durch die Bildung von Unterbringungsartefakten. Diese kumulieren im Einzelfall mit biografischen Vorerfahrungen und führen dort zu einer wesentlichen Beschneidung der Bewältigungsstrategien eines extramuralen Lebens.

Diese zusätzlichen Einschränkungen und Auffälligkeiten im Verhalten der ehemals forensisch-psychiatrischen Bewohner wirken auch gemäß den befragten Experten als eine zusätzlichen Problematik auf die Behandlung, Integration und das Zusammenleben mit den andere Bewohnern.

Ein Befragter gibt in puncto Deliktaufarbeitung der Forensischen Psychiatrie recht, diese, im Sinne einer Gleichbehandlung nicht fortzusetzen und sieht darin eine Gleichbehandlung mit den übrigen Bewohnern. Gleichzeitig erinnert er die Forensische Psychiatrie daran, sich im Verlauf der Nachsorge nicht rauszuhalten. Aus seiner Perspektive ist eine uneingeschränkte Gleichbehandlung nicht möglich, da bei den nicht forensischen Bewohnern die »Stakeholder« Gericht, Staatsanwaltschaft, Bewährungshilfe, Öffentlichkeit etc. nicht in die Nachsorge mit einbezogen werden müssen.

Drei Patientengruppen benötigen jedoch eine spezifische Betreuung nach der Klinik. Die erste Gruppe stellt die Patienten mit einer intellektuellen Minderbegabung dar, die Delikte von Brandstiftung oder sexuell orientierte Straftaten verübt haben, langjährig hospitalisiert sind und für die die Station Familienersatz und Heimat zugleich geworden ist. Sie benötigen eine hohen Sicherheits- und Kontrollstandard in der Nachbetreuung.

Die zweite Gruppe stellt die Patienten mit Persönlichkeitsstörung und einem geringen alltagsorientierten Hilfebedarf dar. Sie benötigen jedoch eine engmaschige psychosoziale Betreuung durch konfrontativ-stützende therapeutische Gespräche und einer konstanten Auseinandersetzung.

Die dritte und anwachsende Patientengruppe sind junge, 20- bis 30-jährige chronisch psychisch kranke Männer mit Suchtmittelerfahrung und gering entwickelten emotional-sozialen Kompetenzen und abrufbaren Problemlösungsstrategien. Die Nachsorgekonzepte, so die einstimmige Meinung der in der ersten Studienphase befragten Experten von fünf Forensischen Fachklinken Baden-Württembergs, müssten für diese Gruppen nachgebessert werden. Einrichtungen der Eingliederungshilfe sind mit diesen Patientengruppen, insbesondere mit der dritten Gruppe überfordert. Denn diese Patienten benötigen einen von männlichen Erziehern sozialpädagogisch und verhaltensorientierten, engen und verlässlichen Betreuungsrahmen, um die Gefahr, wieder in bekanntes regressives Verhalten und in das ehemalige kriminogene soziale Umfeld zu geraten, abzuwenden. Eine weitere Deliktaufarbeitung gehöre nicht zur Arbeit, vielmehr sei es die Aufgabe, den Weg im

Sinne von Rehabilitation und Teilhabe am Leben zu ebnen. Solange der Patient sich in der Bewährungszeit befindet, hat immer die Forensische Psychiatrie mitzubestimmen, sagt ein Befragter. Die Forensik bestimme schließlich »wie der Hase zu laufen hat. Aus dieser Nummer kommen die nicht raus!« (KUMMER & MASANZ 2009: 146).

Die vierte Erwartung: »Wir erwarten von der Nachsorge, dass regelmäßige Kontrollen durchgeführt werden (Alkoholkontrollen, Medikamente, Drogen und Ausgang) und eine fortlaufende Risikobeurteilung stattfindet!« Diese Erwartungshaltung geht davon aus, dass manche nachsorgenden Einrichtungen aus ideologischen Gründen keine Kontrollaufgaben übernehmen wollen oder insgesamt einen zu hohen Anspruch an den Selbstversorgungsgrad der Patienten haben (vgl. KUMMER & MASANZ 2009: 7)

Alle drei Interviewpartner antworten darauf, dass die gerichtlichen Auflagen und Weisungen häufig unrealistisch und für die nachsorgenden Einrichtungen nicht umsetzbar seien. Weder die regelmäßigen Medikamentenspiegel noch Drogenscreenings werden über das Krankenkassenbudget des Haus- oder Facharztes finanziert. So werden die nachsorgenden Einrichtungen zur Einhaltung von Auflagen aufgerufen, die jedoch niemand finanziert.

Dies sei ein ernsthaftes Dilemma, in dem sich alle nachsorgenden Einrichtungen befinden. In der Regel stehen die ehemals forensisch-psychiatrischen Patienten im Betreuungssetting des ambulant Betreuten Wohnens im Leistungsbezug von Arbeitslosengeld II und im stationären Wohnbereich von Sozialhilfe. Sowohl das Sozialamt als auch das Jobcenter lehnen eine Kostenübernahme für Kontrollen ab. Sie erwarten vielmehr, dass die Leistungen aus eigener Tasche bezahlt werden und die Betroffenen selbst dafür aufzukommen haben. Für den Nachweis nur eines Stoffes bei einem Drogenscreening entstehen Kosten von 50 Euro. Würden die Einrichtungsvertreter dies regelmäßig durchführen, kämen erhebliche Kosten auf sie zu (KUMMER & MASANZ 2009: 148). Alle drei Befragten führen Alkoholkontrollen durch, nur in Ausnahmefällen auch Drogenscreenings oder Medikamentenspiegelkontrollen. Die Kosten hierfür übernehmen dann die Einrichtung selbst und nur wenige Niedergelassene führen auch Medikamentenspiegelkontrollen durch.

Vollbach fordert, dass Behandlungs- und Rehaplanung, richterliche Auflagen und Weisungen im Zusammenhang mit der Unterbringungs-

Strafaussetzung, im Vorfeld mit den späteren Betreuungseinrichtungen und dem zuständigen Sozialhilfeträger abgesprochen werden müssen, da diese unter Umständen sozialhilfefinanziert werden. Die gesetzlichen Grundlagen zur Finanzierung richterlicher Weisungen sind jedoch unklar (VOLLBACH 2005: 198). Niedergelassene Ärzte unterliegen einem anderen Finanzierungssystem und sind häufig weniger sensibilisiert für den Umgang mit forensischen Patienten. Sobald die Einrichtung um Austausch und nach dem Status quo der Behandlung anfragt (KUMMER & MASANZ 2009: 149), berufen sie sich auf die Schweigepflichtsentbindung. Unter den Befragten ist bekannt, dass die Forensische Psychiatrie sehr unzufrieden damit ist, wenn medikamentöse Verordnungen, die in jahrelanger Detailarbeit erstellt werden, von niedergelassenen Nervenärzten verändert werden, weil der Patient das so will oder Anregungen hierfür gibt, ohne sich mit dem Vorbehandler oder der nachsorgenden Einrichtung auszutauschen!

Als eine mögliche Erklärung für die geringe Kooperationsbereitschaft der Fachärzte könnte laut Schmidt-Quernheim sein, dass sich für die Niedergelassenen ein vergleichsweise hoher Arbeitsaufwand durch die erforderliche Teilnahme an Helferkonferenzen, ständigen Abstimmungen mit anderen Hilfen etc. ergibt. Hier sei der Gesetzgeber gefordert, Regelungslücken zu schließen und entsprechend Honorarmittel oder Sonderzuschläge zu Verfügung zu stellen (vgl. SCHMIDT-QUERNHEIM & HAX-SCHOPPENHORST 2008: 306 ff.).

Die einstimmige Meinung der Befragten ist, dass entweder die Weisungen anders zu formulieren sind oder ein Topf der Justiz zur Verfügung gestellt werden müsse, der diese Leistungen berücksichtigt.

Ausgangsbeschränkungen und soziale Kontrollen begrenzen sich anfangs auf individuelle Vereinbarungen und Absprachen, sich zu einem vereinbarten Zeitpunkt wieder einzufinden. In den beiden Wohnheimen findet nur im Zuge der Medikamentenausgabe eine soziale Kontrolle statt. Das heißt in dem Fall zu wissen, wer wann im Haus ist und den gegebenenfalls fehlenden Bewohner aufzusuchen.

Ein Befragter hebt hervor, dass er Kontrolle im sozialen Bereich geradezu zur Präambel seiner Einrichtungen ernannt habe. Dem Auftrag, den Leuten nachzugehen, könne man auch etwas Positives abgewinnen (KUMMER & MASANZ 2009: 150).[3] Nach dem Interview klärt dieser weiter auf, Kontrolle sei bekanntermaßen in der Eingliederungshilfe unüblich, geradezu verpönt und widerspreche dem Berufsethos und der sozialpsychiatrischen Grundhaltung der Kollegen im Gemeindepsychiatrischen Verbund. Es sei jedoch bei dieser Patientengruppe eine notwendige Betreuungsaufgabe (MASANZ 2009: 20.5). Freese hebt hier hervor, dass sich in der Gemeindepsychiatrie Probleme ergeben, da die Freiwilligkeit als Behandlungsbasis betont werde, außerdem bestehe eine geringe Durchsetzungsbereitschaft bzw. breite Akzeptanz von Noncompliance (FREESE 2005). Aus der ersten Forschungsphase wird in allen fünf Standorten der Forensischen Psychiatrie Baden-Württembergs eine fortlaufende Risikobeurteilung erwartet (KUMMER & MASANZ 2009: 12).

Auch NEDOPIL (2008) spricht davon, dass Einrichtungen für die forensische Nachsorge nur dann geeignet sind, wenn sie der Notwendigkeit einer perpetuierenden Einschätzung des Rückfallrisikos bzw. eines Risikomanagements nachgehen. Nedopil sieht jedoch die Verantwortung und Aufgabe der Risikobeurteilung in der Hand der Forensik, von der aus ein Konsiliardienst in die Einrichtungen der Gemeindepsychiatrie zu gehen hat, um eine Risikoeinschätzung abzugeben. Die Gemeindepsychiatrie kümmert sich hingegen in bekannter Kompetenz und Manier um die Einschätzung von Suizidalität und Fremdaggressivität des forensischen Bewohners.

Eine fortlaufende Risikobeurteilung wird von keinem der drei Einrichtungsvertreter durchgeführt. Unter fortlaufender Risikobeurteilung werden regelmäßige Fallbesprechungen, tägliche Übergaben, schnelle Reaktionen bei Auffälligkeiten verstanden. Manuale zur Risikobeurteilung wurden weder von der Forensischen Psychiatrie vorgestellt noch empfohlen. Die Einschätzung der Interviewten lautet, dass die forensische Einschätzung von der Justiz gewollt sei, es gebe jedoch für nachsorgende Einrichtungen noch andere Faktoren, die im Alltag relevanter und wichtiger erscheinen, wie z. B. das Zusammenleben im Haus, ein regelmäßiger Austausch, Hausregeln und den Umgang miteinander konfliktfrei zu gestalten (KUMMER & MASANZ 2009: 151).

Wichtig ist, so ein Befragter, dass der Alltagsablauf funktioniert, dass Auflagen und Weisungen wiederholt werden, dass man sich als Gegenpart dem Patienten gegenüberstellt (a. a. O.). »Wir sind uns bewusst, welches Risikopotenzial Klienten darstellen und welche Risikokriterien beachtet werden müssen (...) Wir sehen uns nicht nur für die Zeit nach der Maßnahme verantwortlich, halten Kontakt (...), auch danach sollen Klienten deliktfrei ihr Leben gestalten können und Medikamente einnehmen. Unsere Ideologie ist nicht, Hauptsache die vier Jahre Führungsaufsicht sind rum!« (KUMMER & MASANZ 2009: 152)

Die Notwendigkeit einer fortlaufenden Risikoeinschätzung scheint bei den Befragten sekundär zu sein. Es erweckt vielmehr den Anschein, dass der Begriff der Risikobeurteilung in einem anderen Bezugsrahmen verstanden wird. Überraschend ist, dass weder das »Ampelmodell« noch weitere Risikobeurteilungsmanuale bekannt sind. Als bekannt wird jedoch das grundsätzliche Risikopotenzial der Bewohner angegeben. Die Auseinandersetzung mit einer Risikobeurteilung überlasse man der Forensischen Psychiatrie oder eben dem Gutachter. Ein reibungsloser Tagesablauf wird in den Vordergrund der Hierarchie gestellt. Erwähnenswert ist die hohe Verantwortung, die gegenüber den forensischen Patienten empfunden wird, auch nach Beendigung der Nachsorgephase zu wissen, wie es den Bewohnern geht, wo sie sich befinden und wie die gesundheitliche Situation aussieht.

Nachsorge in der Psychiatrie, fasst LEYGRAF (2004: 58) zusammen, bedeutet häufig Betreuung über viele Jahre, nicht selten lebensbegleitend. Dies gilt bei psychisch kranken Straftätern umso mehr. Hier erscheint deshalb in einigen Fällen eine Verlängerung der Führungsaufsicht über die gesetzliche Höchstdauer von fünf Jahren wünschenswert.

Zwei der Befragten wünschen sich ebenso eine Verlängerung der maximalen Führungsaufsicht. Den Begriff der Risikobeurteilung wussten alle drei Interviewpartner nicht nur schwer einzuordnen, sondern auch juristisch schwer einzuschätzen, d. h., »ob ein Betreuer eine Straftat begehen wird, kann nur ein Gutachter beurteilen, den Stiefel würde ich mir nicht anziehen« (KUMMER & MASANZ 2009: 152).

Eine fortlaufende Risikobeurteilung wird hier vermutlich mit Erstellung einer Legalprognose/Legalbewährung durch einen Gerichtsgutachter missverstanden. Um dieses Missverständnis auszuräumen, sei hier kurz der Unterschied erklärt. Die Frage nach der sogenannten Legalbewährung kann niemals mit Sicherheit mit Ja oder Nein beantwortet werden, sondern immer nur mit größerer oder geringerer Wahrscheinlichkeit. Diese Fragestellung der Justiz ist an den Prognosegutachter adressiert, der beantwortet, ob keine Gefahr weiterer Straftaten mehr besteht (§ 454 Abs. 3 StPO), sie geht also an den tatsächlichen Vorhersagemöglichkeiten vorbei (SCHAUMBURG 2005: 125). Mit einer fortlaufenden Risikobeurteilung ist vielmehr der Einsatz von Prognoseinventarien gemeint. Ein Beispiel dafür ist der HCR 20, der zur Vorhersage von Gewalttaten allgemein dient, der Fragen zu historical Items, clinical Items und risk-management items stellt und mit einbezieht. Er gibt einen raschen Überblick zur Risikoeinschätzung zum aktuellen Zeitpunkt ohne wichtige Punkte unberücksichtigt zu lassen, ersetzt jedoch keinesfalls gründliche prognostische Überlegungen und Diskussionen (NEDOPIL 2006: 109 ff.). Die rückfallpräventive Effizienz einer solchen Nachsorge hängt davon ab, wie professionell die einzelnen Patienten betreut werden, und inwiefern sie unter gefährlichkeitsprognostischen Aspekten beobachtet werden können, um schnell und konsequent auf sichtbar werdende Gefahren zu reagieren (LEYGRAF 2004: 61). Dieser Hinweis müsste für die nachsorgenden Einrichtungen Motiv genug sein, sich auch mit Risiko- und Prognoseinventarien auseinanderzusetzen. Eine günstige Legalprognose wird durch immer spezifischeren Behandlungsangebote entschieden und vorbereitet, um durch die zunehmend effektiveren Versorgungsstrukturen der forensischen Nachsorge weiter gefestigt zu werden, schreiben JOKUSCH, Chefarzt der Forensischen Fachklinik Weissenau, und KELLER (2001).

Ergebnisdarstellung

Bereits in den einführenden Kapiteln ist zu erkennen, wie unterschiedlich der Maßregelvollzug in den Bundesländern gehandhabt wird, wie unterschiedlich Ziele, Behandlung und Entlassung gesehen und rechtliche Grundlagen definiert sind. Speziell die Voraussetzungen für eine Entlassung, bzw. eine vorherige Vollzugslockerung oder Urlaub sind unterschiedlich geregelt. Es gibt keine bundeseinheitlichen Regelungen, auch nicht für die Zeit nach der Entlassung. Wie die Zeit nach der Entlassung zu gestalten ist, hängt alleine von den nachsorgenden Einrichtungen ab. Durch Weisungen und Auflagen des Gerichts, die meist von den Mitarbeitern der forensischen Kliniken angeregt werden, wird der Behandlungsrahmen entworfen.

Die Erwartungshaltungen der Forensischen Psychiatrie an die nachsorgenden Einrichtungen erfahren Widerspruch und Korrektur. Auffällig ist das offensichtlich konträre Selbstverständnis des Begriffes der Nachsorge und des Begriffes der Nachsorgeeinrichtung innerhalb des Bezugsrahmens der Forensischen Psychiatrie im Gegensatz zur Selbstetikettierung der Rolle der nachsorgenden Einrichtungen. Aus Sicht der Forensischen Psychiatrie sind die Einrichtungen, die ehemals forensisch-psychiatrische Patienten für die Zeit des extramuralen Probewohnens und der Bewährungs- und Führungsaufsicht betreuen und behandeln, Nachsorgeeinrichtungen. Aus Sicht der Einrichtungen selbst sei dieser Begriff ein von der Forensischen Psychiatrie kreierter Begriff, der dem eigenen Selbstverständnis nicht entspricht. Die Einrichtungen sind auf der Grundlage von § 53 SGB XII Einrichtungen der Eingliederungshilfe und somit nicht für forensische Nachsorge zu beanspruchen.

Der immer wieder verwendete Begriff der Kooperation wird von beiden Seiten als Schlüsselkompetenz im Bereich der Kontaktgestaltung, des Austausches und des Nutzungsverhaltens nachsorgender Einrichtungen in Krisen bewertet. Ein Miteinbeziehen aus Sicht der Einrichtungen findet weder während der forensischen Unterbringung noch während des Verlaufs der Entlassvorbereitungen, die eine kritische Übergangsphase einleitet, statt. Bei der Festlegung der Weisungen und Auflagen (Drogenscreenings, Medispiegelkontrollen) werde nicht nach deren Umsetzbarkeit und Finanzierung geprüft. Die finanzielle und inhaltliche Umsetzung der Auflagen sollen in Zukunft die Forensische Institutsambulanz übernehmen. Kooperation aus Sicht der Forensischen Psychiatrie findet durch regelmäßige Berichterstattung zum gesundheitlichen Status quo des Patienten statt. Nachsorgearbeit soll unter den Regeln der Forensischen Psychiatrie laufen. Aufgrund der langjährigen Beziehung und des Austausches zwischen der Forensischen Fachklinik Weissenau und dem Gemeindepsychiatrischen Verbund Stuttgart ist davon auszugehen, dass in anderen Versorgungsregionen die Arbeit nach dieser Maxime geprägt ist.

Die Nachsorgearbeit der Einrichtungen wird durch beeinflussbare und unbeeinflussbare Faktoren geprägt. Zu den beeinflussbaren Faktoren können individuell-fachliche und methodische Kompetenzen gezählt werden, wohingegen zu den unbeeinflussbaren Faktoren aktuelle mediale Ereignisse oder personelle, politische Entscheidungen gehören.

Krisen können selbst durch optimale Risikobeurteilung und durch frühzeitige Kontaktaufnahme nicht vermieden werden. Der Vorwurf der Forensischen Psychiatrie, »wenn ihr euch rechtzeitig melden würdet, könnten die Bewährungswiderrufe vermieden werden«, ist aus empirischer Sicht nicht haltbar. Die große Herausforderung der Nachsorgearbeit zeigt sich darin, ob es den ehemals forensisch-psychiatrischen Patienten gelingt, veränderte Verhaltensmuster durch einen neuen Umgang mit der Erkrankung und der Deliktverarbeitung, die sich intramural als tauglich erwiesen hat, in eine extramurale Alltags- und Lebenswirklichkeit zu übertragen und fortzuentwickeln.

Ein Konzept zwischen Justiz und Eingliederungshilfe, das einen Sonderbedarf für die »Mehrarbeit« in der Nachsorge ehemals forensischer Patienten in Einrichtungen der Eingliederungshilfe berücksichtigt, wäre notwendig. Wenn die Forensischen Psychiatrie solch hohe Ansprüche wie bekannt an Nachsorgeeinrichtungen formuliert, wäre es wünschenswert, dass sie sich auch politisch dafür einsetzt. Der höhere Aufwand soll auch nach außen gegenüber der Stadt und den Landkreisen transportiert werden. Es soll ein klarer Kriterienkatalog für die Finanzierung erstellt werden.

Es geht bei den finanziellen Forderungen nicht nur um den Aspekt, mehr Geld zu bekommen, sondern um den Aspekt der Sicherheit, also um die Sicherheit der Mitarbeiter in diesem Arbeitsbereich der forensischen Nachsorge bzw. Nachbetreuung (KUMMER & MASANZ 2009: 169) und letztendlich auch der Bevölkerung.

Eine von der Forensischen Psychiatrie geforderte Risikobeurteilung oder Risikoeinschätzung wird von keiner der beteiligten Nachsorgeeinrichtungen durchgeführt. Es werde vielmehr in Fallbesprechungen und täglichen Übergabegesprächen Informationen zum aktuellen Betreuungstand und Befinden diskutiert. Den befragten Einrichtungsvertretern ist weder das »Ampelmodell« nach Freese noch andere Risikobeurteilungsmanuale, wie z. B. das Prognoseinventarium HCR 20, bekannt. Als bekannt wird jedoch das Risikopotenzial, das die forensischen Patienten mitbringen, angegeben.

Die Notwendigkeit einer fortlaufenden Risikobeurteilung bzw. Einschätzung wird als sekundär bewertet, wohingegen der Schwerpunkt in der Betreuung auf das Gelingen des Alltags, des Alltagsablaufs und im Zusammenleben gelegt wird.

Die Auseinandersetzung mit der Risikobeurteilung, so scheint es, wird vielmehr dem Gericht, der Forensischen Fachklinik oder in Zukunft der Forensischen Institutsambulanz überlassen. Hierbei scheint ein grundlegendes Missverständnis von Bedeutung zu sein, dass im Bezugsrahmen der Nachsorge unter Risikobeurteilung die Erstellung einer Legalprognose bzw. Legalbewährung verstanden wird. Der Vorwurf von Freese, die gemeindepsychiatrischen Einrichtungen leiden unter einer geringen Durchsetzungsbereitschaft und kultivieren eine Akzeptanz von Noncompliance, nagt schwer am Selbstbewusstsein der interviewten »Gatekeepers«.

Kooperation kann auf struktureller, inhaltlicher und personeller Ebene stattfinden. Während die Nachsorge Kooperation auf der personell-inhaltlichen Ebene versteht, sieht die Forensische Kooperation sie eher auf der strukturell-inhaltlichen Ebene, z. B. Teilnahme an der Hilfeplankonferenzen der Entlassregion, Austausch unter den Nachsorgeeinrichtungen usw.). Gleichzeitig fordert die Forensische Psychiatrie, dass die zur Verfügung gestellten Angebote (z. B. Super- und Intervision, Fortbildungen, Krisenmanagement und forensisch-juristisch-kriminologisches Know-how) abgerufen und genutzt werden.

Die Nachsorge schätzt unter der Kooperation die Möglichkeit der Rückführung und das sofortigen Abrufen von Hilfen in Krisen. Nachsorge erlebt sich als ausführendes, exekutives Glied in einer Nachsorgekette, die Behandlungsempfehlungen umzusetzen, Auflagen zu erfüllen und Rückfalle zu verhindern hat. Nachsorge scheitert, weil es Schwierigkeiten in der Behandlung bzw. Betreuung gibt, mit denen nicht adäquat umgegangen wird.

Die Kooperation, die bisher besteht, ist nicht ausreichend. Es kommt zum entscheidenden Zeitpunkt, nämlich wenn erste Ungereimtheiten auftreten, nicht zu einem Austausch zwischen Nachsorgeeinrichtung und Klinik. Damit wird zu lange gewartet, oder es wird gänzlich vernachlässigt. Nachsorgeeinrichtungen müssen sich bewusst sein, dass diese Klientel eine hohe Rückfallquote hat. Dem forensischen Hintergrund der Patienten wird noch zu wenig Beachtung geschenkt. Was fehlt, sind Bemühungen, sich konsequent und regelmäßig mit den persönlichen Hintergründen der Patienten zu befassen, ebenso wie mit den Behandlungsinhalten der vorher behandelnden Klinik und auch sich fortlaufend weiterzubilden mit Arbeitsinstrumenten, die für diese Arbeit notwendig sind, wie z. B. der Risikobeurteilung. Wenn dann der persönliche Austausch zwischen Nachsorgeeinrichtung und forensischer Klinik angeregt wird und nach gemeinsamen Leitlinien gearbeitet werden kann, so haben die Patienten eine höhere Chance, in ihrer weiteren Entwicklung in der Nachsorge nicht zu scheitern. Anhand der Ergebnisse kann deshalb eine evidenzbasierte forensische Integrationsarbeit abgeleitet werden, die auf unterschiedlichen Ebenen, auf der Grundlage von empirisch-wissenschaftlichen Qualitätsstandards und Gütekriterien fußt.

Evidenzbasierte forensische Nachbetreuung von Patienten nach § 63 StGB

Die Gestaltung des Behandlungs- und Versorgungssystems hat für den Personenkreis der chronisch psychisch kranken Menschen eine große Bedeutung (WEINMANN 2007: 126 ff.). Diese evidenzbasierte Erkenntnis hat mit hoher Wahrscheinlichkeit ebenso Gültigkeit für den Personenkreis der ehemals forensisch-psychiatrischen Patienten, die im Anschluss nach der Unterbringung im Maßregelvollzug in einem neuen sozialen Empfangsraum stehen, in dem sie in einer nachsorgenden Einrichtung, meist in der Nähe der Heimatregion behandelt und versorgt werden. Die Gestaltung des Behandlungs- und Versorgungssystems bzw. des Rahmens hat auch Einfluss auf den Langzeitverlauf, auf die psychische Stabilität, die Delinquenzrate, die Anzahl an Kriseninterventionen, an Abbrüchen usw.

Auf der Basis generierten Wissens aus der ersten und zweiten Forschungsphase wird eine evidenzbasierte forensische Integration empfohlen, die sich auf der Grundlage von wissenschaftlicher Empirie, wie sie Weinmann einfordert, bewegt.

Die unterschiedlichen regionalen, personellen, strukturellen, finanziellen und rechtlichen Gegebenheiten in den unterschiedlichen Entlassregionen Baden-Württembergs bieten ein uneinheitliches und gering standardisiertes Versorgungsangebot für die entlassfähige forensische Klientel an. Schon allein die uneinheitlichen Versorgungssysteme in Baden-Württemberg, die sehr unterschiedlichen Arbeitsweisen der Forensischen Psychiatrien im Umgang und der Kontaktgestaltung mit ihren Entlass- bzw. Versorgungsregionen oder die Art und Weise, wie Kooperation verstanden und gepflegt wird, lässt den Ruf nach einer überprüfbaren, standardisierten, qualitäts- und evidenzbasierten forensischen Integration und Nachsorge laut werden.

Es spielt eine erhebliche Rolle, ob und wie die Vernetzung unter den nachsorgenden Einrichtungen strukturiert ist, ob in den urbanen oder ländlich-dezentral gelegenen Entlassregionen ausreichend Plätze in Heimen oder im Betreutes Wohnen zur Verfügung stehen. Es spielt eine Rolle, wie hoch die unterschiedlichen Plätze vom jeweiligen regionalen Kostenträger vergütet werden. Ein gelungener Übergang oder eine erfolgreiche Kooperation zwischen den Forensischen Fachkliniken und den vielen Nachsorgeeinrichtungen kann nicht von individuellen, persönlichen oder gar privaten Beziehungen und Engagement der Kontaktpersonen abhängig sein!

Es kann nicht sein, dass in manchen Einrichtungen weder auf Hospitationen in der Forensik noch auf juristisch-forensisch-kriminologisches Wissen oder Erfahrungen im Team zurückgegriffen wird, während andere sich intensiv mit der forensischen Thematik in Schulungen, Fortbildungen oder durch kollegiale Beratung, Inter- oder Supervision auseinandersetzen. Es kann nicht dem Zufall überlassen werden, ob ein entlassfähiger Stuttgarter Patient das Glück hat, dass ausgerechnet in seiner Region ein Gemeindepsychiatrischer Verbund mit einer Hilfeplankonferenz arbeitet, die die forensische Klientel aufnimmt oder ob jemand aus einer Versorgungsregion stammt, wo es weder eine Versorgungsverpflichtung, ausreichende Strukturen noch Angebote oder gar eine Bereitschaft für eine Nachbetreuung signalisiert wird.

Einrichtungen der Eingliederungshilfe, die z. B. in ländlich strukturierten Versorgungsgebieten von einer hegemonialen Monopolstellung ausgehen und entlassfähige Patienten nach § 63 StGB ablehnen, sind zu hinterfragen! Hier sind der Kostenträger und die Sozialplanung gefragt. Die Qualität der Zusammenarbeit und der Kooperation der einzelnen Versorgungssysteme der Forensischen Psychiatrie, der Gemeindepsychiatrie und Allgemeinpsychiatrie hat Auswirkungen auf den Verlauf psychischer Störungen, auf den Verlauf der Legalprognose und auf den Verlauf der Entlassungsprognose. Die Art, wie der Übergang von der Forensischen Psychiatrie in die Nachbetreuung gestaltet wird, wie gerichtliche Weisungen und Auflagen definiert und konsequent verfolgt werden, sind genauso auszuhandeln, wie die praktische und finanzielle Umsetzbarkeit und zeitliche Realisierung der erwarteten Kontrollen. In Anlehnung an Weinmanns geforderte Ziele, einer evidenzbasierten Evaluation eines psychiatrischen Versorgungssystems, ist die Beurteilung, sofern das vorher definierte Gesundheitsziel in Form von überprüfbaren, validen Ergebnisparametern innerhalb einer spezifischen Entlassregion erreicht wurde, das einzige wirklich gültige Qualitätskriterium.

Signifikante Ergebnisparameter für den forensisch zu intergierenden Patientenkreis können auf der Patientenebene, der juristisch-forensischen

Ebene und der regionalen Ebene folgende sinnvolle Ergebnisparameter in Anlehnung an THORNICROFT und TANSELLA (1999) ergänzt bzw. abgeleitet werden:

- Gelingt der Übergang von der Forensischen Psychiatrie in die nachsorgende Einrichtung? (Gestaltung des Übergangs, Übergangsrate)
- Gelingt die Integration in Beschäftigung (Beschäftigungsrate) unter Berücksichtigung der Kooperation und Vernetzung mit dem Arbeitgeber und dem ehemals forensischen Patienten?
- Wie ist die Delinquenz- bzw. Rückfallrate?
- Krisenintervention nach § 67h StGB in die Forensische Psychiatrie, Kriseninterventionen nach dem Unterbringungsrecht in regionale psychiatrische Kliniken (Abbruch- und Einweisungsrate)
- Einhaltung bzw. Verletzungsrate der definierten juristischen Weisungen und Auflagen
- Schweregrad der psychischen Krankheitssymptome
- Suizidalität und Suizidrate der forensischen Klientel
- Somatische Morbidität (chronische Krankheiten, zahnärztlich-internistische Versorgung etc.)
- Erhalt des Wohnraums nach Ablauf der nachsorgenden Betreuung
- Gelingt eine positive Einflussnahme durch Einbeziehung von Angehörigen im Maßregelvollzug und im Anschluss?
- Wie ist die Übertragbarkeitsrate von veränderten Verhaltensmustern, die intramural gelernt wurden und die in eine extramurale Lebenswirklichkeit zu übertragen sind?
- Wie ist die Zufriedenheit mit der forensischen Versorgung im Rahmen der Bewährungsaufsicht?
- Gelingt es innerhalb der Versorgungsregion, den Hilfebedarf der forensischen Klientel zu decken?
- Professionalisiertes Hilfe- bzw. Unterstützungsverhalten der Nachsorge gegenüber der Forensischen Psychiatrie bzw. der forensischen Institutsambulanz
- Praktische und theoretische Kompetenzrate (Schulungsrate, Wissen zu und über forensisch-juristisch-kriminologisches Know-how)
- Abstimmungs- und Bekanntheitsrate zu Erwartungen, Zuständigkeiten, Verantwortlichkeiten und Grenzen der Beteiligten/Stakeholder
- Ausstattungsrate von strukturellen Versorgungsstandards einer Entlassregion (Pflichtversorgung, GPV organisiert HPK, personenzentrierte IBRP, Teilnehmer in der HPK usw.)

Studien, die sich mit der Erstellung von Handlungsleitlinien beschäftigen (Best Practice), wären für die forensischen Nachbetreuungssysteme hilfreich und würden auf einer empirisch-wissenschaftlichen Grundlage Auskunft über Grenzen und Chancen von forensischer Integration geben.

Anmerkungen

1 Vgl. Drucksache des Lands Baden-Württemberg 14/2038 vom 18.4.2008, 1–3.
2 Aktenrecherche bei der Hilfeplangeschäftsführung im Gemeindepsychiatrischen Zentrum Stuttgart/Vaihingen; Durchsicht von 1061 IBRP am 4.3. und 7.5.2009.
3 Vgl. 2. Studienphase. Int2, Zeile: 401–435

Literatur- und Quellenverzeichnis

BARGFREDE, H.: Enthospitalisierung forensisch-psychiatrischer Langzeitpatienten. Bonn. 1. Aufl. 1999

BRON, K.:Tabellen aus Ausarbeitung zu Entwicklungen im Maßregelvollzug in einzelnene Bundesländern des Parlamentarischen Beratungs- und Gutachterdienstes des Landtags NRW: vom 14.10.2004

Bundesministerium der Justiz: Verordnung der Bundesregierung über Maßstäbe und Grundsätze für den Personalbedarf in der stationären Psychiatrie. 1990. www.kgsh.de/dok/ges/psychpv.pdf, Aufruf vom 26.6.2009

Die Zentren für Psychiatrie in Baden-Württemberg (Hg.): Forensik Fibel: Kleines ABC des Maßregelvollzugs, 2. Aufl. Bad Schussenried 2003

DÖNISCH-SEIDEL, U., HOLLWEG,T.: Nachsorge und Wiedereingliederung von (bedingt) entlassenen MRV-Patienten in Nordrhein-Westfalen. In: Recht & Psychiatrie 1/2003

FREESE, R.: Forenssiche Psychiatrie und Gemeindepsychiatrie. Vortrag am 7.10.2008. Kloster Irsee/Kaufbeuren

JOKUSCH, U.: Anspruch und Realität des MRV in Baden-Württemberg. 15. Tagung Psychiatrische Ethik in Münsterklink Zwiefalten. 2005

JOKUSCH, U.: Maßregelvollzug heute: Effizienter Teil der psychiatrischen Versorgung. In: Kerbe 1/2002, Stuttgart 2002

JOKUSCH, U., KELLER, F.: Praxis des MRV nach § 63 StGB – Unterbringungsdauer und strafrechtliche Rückfälligkeit In: Monatszeitschrift für Kriminologie 8/2001, 453–465

KUMMER, C., MASANZ, K.: Forschungsbericht des Handlungsforschungsprojekts »Nachsorge Forensik in Baden-Württemberg«: Forensik ist Psychiatrie in Zeitlupe. Fulda/Wiesbaden 2009 a

KUMMER, C., MASANZ, K.: Masterthesis: Nachsorge von ehemals forensisch-psychiatrischen Patienten nach § 63 StGB in Baden-Württemberg am Beispiel des GPV Stuttgart. Hochschule Rhein-Main Wiesbaden/Fulda 2009 b

LAMNEK, S.: Qualitative Sozialforschung. 4. Aufl. Weinheim 2005

LEYGRAF, N.: Nachbetreuung nach Strafvollzug und MRV. In: Ambulante Nachsorge. EGG, R. (Hg.)Wiesbaden 2004

MASANZ, K.: Krisenintervention bei wohnungslosen psychisch kranken Menschen. In: wohnungslos 3/2008. Bielefeld 2008

MASANZ, K.: Forschungstagebuch, Pretest, Vor-und Nachbereitung der Experteninterviews am 20.5.2009, o.O. 2009

NEDOPIL, N.: Prognosen in der Forensischen Psychiatire. Lengrich. 3. Aufl. 2006

NEDOPIL, N.: Nachsorge zwischen Forensik und Gemeindepsychiatrie. Vortrag am 7.10.2008 in Kloster Irsee/Kaufbeuren

REICHERT, A.: Strafvollstreckung und Einfluss. Vortrag am 7.10.08 Kloster Irsee, Kaufbeuren

SCHAUMBURG, C.: Basiswissen: Maßregelvollzug. Bonn 2005

SCHMIDT-QUERNHEIM, F., HAX-SCHOPPENHORST, T.: Professionelle forensische Psychiatrie. 2. Aufl. Bern 2008

SEIFFERT, D., JAHN, K., BOLTON, S.: Zur momentanen Entlassungssituation forensischer Patienten (§ 63 StGB) und zur Problematik der Gefährlichkeitsprognose. Fortschr. Neurologische Praxis 69/2001, 245–255

THORNICROFT, G.; TANSELLA, M. (1999): Translating ethical principles into outcome measures for mental health service research. Psychological Medicine, 29, 761–767

VOLLBACH, A.: Der psychisch kranke Straftäter in seinen sozialen
    Bezügen. In: SCHÖCH, H., DÖLLING, D., MEIER, B.D., VERREL, T.
    (Hg.): Kriminalwissenschaftlichen Schriften 10, Berlin 2005
WEINMANN, S.: Evidenzbasierte Sozialpsychiatrie. In: GAEBEL, W.,
    MÜLLER-SPAHN, F. (Hg.) Diagnostik und Therapie psychischer Stö-
    rungen. Stuttgart 2007

*Klaus Masanz, M.A., Dipl. Sozial. Päd. hat von 1998 bis 2011 beim
Caritasverband Stuttgart e.V. im Bereich der Sucht- und Sozialpsychiatrische Hilfen gearbeitet. Seit 2011 arbeitet er als Heimleiter in einem
geschlossenen Wohnheim der Eingliederungshilfe nach § 1906 BGB in
der BruderhausDiakonie in Stuttgart.*
Kontakt: klaus.masanz@bruderhausdiakonie.de

Die Ergebnisse sind der Masterthesis »Nachsorge von Patienten nach
§ 63 StGB in Baden-Württemberg« entnommen, die gemeinsam mit
Carina Kummer M.A. Dipl. Sozial. Päd. (B.A.) an der Hochschule
RheinMain und Fulda erstellt wurden.

Alt werden mit einer psychischen Erkrankung
Eine nutzerorientierte Bedarfsstudie

Petra Gromann

Im Alter werden gute Gestaltungsmöglichkeiten in Bezug auf individuelle Unterstützungsarrangements gewünscht, nötig sind unterschiedliche Schwerpunkte der Angebote für Männer und Frauen. Vertrautheit, Bleiben-Können ist für alte Menschen wichtig – dies gilt nach den
Ergebnissen der vorliegenden Studie auch für Menschen mit langjähriger Psychiatrie-Erfahrung.
Von großer Bedeutung für die Weiterentwicklung von Angeboten ist
die Sicherheit von passgenauen Hilfen und die Unterstützung im Fall
der akuten Krise: z.B. Möglichkeit des schnellen telefonischen Kon-
takts, um sich auszusprechen. Wenn private Kontakte nicht ausreichen
oder vorhanden sind, möchte man sich mit dafür geschulten Personen
aus dem professionellen Umkreis verständigen können. Das bedeutet
frühzeitiges Aufbauen von stabilen Kontakten, die telefonisch erreichbar sind und sich auch selbst melden. Gerade für Personen, die im
Alter nicht mehr so mobil sind oder die sich zurückziehen, weil sie
niemandem zur Last fallen wollen, kann dies eine entscheidende Hil-
festellung sein.

Projektvorstellung und Anlage der Studie

In der Region Frankfurt Ost ist in den vergangenen Jahren ein neues
Angebot für älter werdende Menschen mit psychiatrischen Erkran-
kungen und Pflegebedarf entstanden, VERA:
Verbesserung der Versorgungsstruktur für alt gewordene Menschen
mit psychischer Erkrankung
Entwicklung von Maßnahmen

Ressourcenbündelung verschiedener Träger in der Gemeindepsychiatrie und Altenhilfe
Altwerden und Gemeindepsychiatrie

Begleitend zum Aufbau dieses Angebotes wurde von der Aktion
Mensch eine Bedarfserhebung durch den Träger des neuen Projektes –
die frankfurter werkgemeinschaft e. V. (fwg) – angeregt und finanziert.
Das nachfolgend dargestellte Projekt wurde zu gleichen Teilen von einer Gruppe berufserfahrener Masterstudentinnen und einer professionellen Marktforscherin (Elke Altwein, Gloria Frink, Katja Hormuth,
Jessica Odenwald) im Auftrag der fwg durchgeführt und von mir als
Dozentin begleitend koordiniert. Die Forscherinnen wollten dafür die
psychiatrie-erfahrene Menschen ab 60 möglichst vollständig befragen.
Forschungspraktisch wurde dies eingeengt auf die Personen, die Kontakte zu Trägern im Kontext der psychiatrischen Versorgung und Altenhilfe besitzen.
Mit weitgehend standardisierten Fragebögen befragten wir Menschen
über 53 Jahren mit Kontakt zu gemeindepsychiatrischen Diensten und
Einrichtungen im Frankfurter Osten. Das genutzte Instrument wurde auf der Basis von vorhandenen Befragungsinstrumenten (Berliner
Bedürfnisinventar, Camberwell Asessment of Need [CAN-EU]) selbst
entwickelt und mit einem Pretest erprobt, insgesamt wurden 114 Befragte erreicht.
Die Ergebnisse dieser Studie sind mit 18 qualitativen Interviews vertieft
worden. Dabei wurde die Auswahl der inhaltlichen Schwerpunkte des
Leitfadens wie die Auswahl der Befragten auf dem Hintergrund der
Erfahrungen aus der schriftlichen Befragung getroffen. Kontrastierend
wurden noch Ergebnisse von vier »Matched-pairs«-Interviews in die
Zusammenfassung der Ergebnisse einbezogen. Dieses Verfahren wählt
Interviewpartner nach vergleichbaren soziodemografischen Daten aus,
bei denen keine psychische Erkrankung vorliegt. Die Ergebnisse einer
begleitenden Expertenbefragung im Kontext Gemeindepsychiatrie und
Altenhilfe werden hier nicht vorgestellt.
Zu Beginn des Projektes war das Alter der Befragten zunächst auf über
55 Jahre festgelegt worden, es wurde jedoch deutlich, dass damit ein
recht großer Teil von potenziellen Auskunftspartnern ausgeschlossen
würde, die sich in der Altersgruppe 53–55 befanden. Offen bleiben
musste, ob dies einer erhöhten Mortalität der Zielgruppe geschuldet ist

(vgl. dazu ADERHOLD 2007) oder spezifische regionale Bedingungen eine Rolle spielen.

Die Befragung wurde bei sieben Einladungen zu Kaffee und Kuchen in unterschiedlichen Settings, auch auf Anforderung in Hausbesuchen bzw. über Weitergabe durch Mitarbeiter oder Briefzustellungen durch Betroffene ausgefüllt.

Ausgehend von einem von uns eingeschätzt hohen Rücklauf gingen wir davon aus, dass die Fragebogenerhebung tatsächlich Aussagen über die Grundgesamtheit ermöglicht. Systematisch berücksichtigt werden muss jedoch die Frage des systematischen Ausschlusses von Menschen, die erst im Alter psychisch erkranken bzw. so geringe Hilfebedarfe oder ein so tragfähiges soziales Netz haben, dass sie nicht im gemeindepsychiatrischen Versorgungssystem bekannt sind.

Da die Studie aber bewusst auf die Bedarfe von im gemeindepsychiatrischen Versorgungssystem bekannte Klienten abhebt, gehen wir im Folgenden davon aus, die Bedarfe der Zielgruppe über 55 Jahre, langjährige Psychiatrie-Erfahrung mit der Befragung abgebildet zu haben.

Exploration: Die Fragenbogenauswertung

Lebenssituation Das Durchschnittsalter der Befragten beträgt nur 61 Jahre. Der Gedanke, den eine Studie (COLTON et al. 2006) nahelegt, dass die dort nachgewiesene deutlich geringere Lebenserwartung von psychisch kranken Menschen mit langjähriger Psychopharmakaverordnung zu diesem geringen Altersdurchschnitt beiträgt, ist aber eine ungesicherte Vermutung.

Zunächst ist jedoch davon auszugehen, dass durchschnittlich eher wenig hochaltrige Menschen im psychiatrischen Versorgungssystem im Frankfurter Osten bekannt sind. Trotz des noch nicht eingetretenen Rentenalters der meisten Befragten sind nur noch 25 % berufstätig, wobei wir hier auch die Beschäftigung in einer Werkstatt für Menschen mit Behinderungen mitgerechnet haben.

Das Verhältnis von Frauen zu Männern weist eine alterstypische Häufung von mehr weiblichen Studienteilnehmern (56 %) zu männlichen (46 %) Studienteilnehmern auf.

42 % der Befragten fühlen sich heute insgesamt besser als vor fünf bis zehn Jahren. Unter 60 Jahre alte Befragte, Berufstätige und Personen, die nicht allein leben, haben die größten Verbesserungen erlebt. Nur 27 % der Befragten fühlen sich heute schlechter, darunter besonders die nicht berufstätigen Befragten.

Nur 12 % der befragten Gruppe leben in Wohnheimen, etwa 35 % werden im Bereich Wohnen professionell betreut (Betreute Wohnge-meinschaften und Betreutes Einzelwohnen), 13 % werden von Part-nern/Angehörigen unterstützt und 42 % leben selbstständig ohne Be-treuung. Der hohe Anteil Betreuten Wohnens ist auf die Trägerstruktur im Frankfurter Osten zurückzuführen, der größte Träger hier bietet keine »klassischen« Wohnheimstrukturen, sondern eher dezentrale Angebote.

Aktuelle Belastungen Im Vordergrund der aktuellen Belastungen der Befragten stehen psychische Beschwerden von Antriebslosigkeit und eine geringe Belastungsgrenze.

45 % stört etwas an der der derzeitigen Wohnsituation, nur die Hälfte denkt aber auch an einen Auszug oder Umzug (mehr Männer). Bei den Beeinträchtigungen im derzeitigen Wohnumfeld steht im Vordergrund das Alleinsein wie auch die Wohnqualität: Renovierungsbedürftigkeit, Lärmbelastung, die Kosten der Wohnung und auch unangenehme Nachbarn oder Mitbewohner sind benannt worden.

Hilfewünsche Besonders interessant sind die Ergebnisse, welche Hilfen aktuell und zukünftig gewünscht werden:

68 % wünschen Hilfe bei »häuslicher Bürokratie«, 46 % bei Hausar-beit, 35 % wünschen Hilfe beim Einkaufen, 22 % bei der Körperpflege, 30 % bei der Handhabung technischer Geräte und ca. 19 % bei Medi-kamenten und Arztbesuchen.

Erwartungen 45 % der Befragten haben die Erwartung, dass sie sich körperlich schlechter fühlen werden, aber 69 % erwarten, dass sie sich psychisch genauso oder besser fühlen. Unsere Interpretation war hier womöglich die Erfahrung, mit zunehmendem Alter besser mit der Er-krankung umgehen zu können.

Die gewünschten Hilfen beim »Älterwerden« werden von den Be-fragten wie folgt beschrieben: 77 % wünschen sich Hilfen in der Hausarbeit, davon wesentlich Putzen, Fenster putzen und (Gardinen) waschen (fast nur Frauen). Hilfe bei der Essenszubereitung wünschen sich fast nur Männer. 77 % wünschen sich Hilfe bei der häuslichen

Bürokratie, explizit benannt werden dabei »Behördenpost«, Rentenversicherung, Finanzamt, Krankenkasse.

Deutlich weniger, aber immer noch von sehr vielen (55 %) wird Unterstützung beim Einkaufen gewünscht, hiervon besonders Unterstützung beim »schweren Tragen«.

Unterstützung bei der Körperpflege wird schon weniger (42 %) oft benannt, wenn vor allem bei der Pediküre, geringfügig auch beim Baden, Duschen, Haarewaschen. 56 % der Befragten wollen sich auch in Zukunft selbst pflegen. Ein Problem beim Anlegen von Stützstrümpfen, Schuhe zubinden und Kleidungsverschlüsse bewältigen sehen dagegen einige Befragte, hausmeisterliche und technische Hilfen werden ebenfalls noch häufiger benannt (30 %).

Einsamkeit Wir fragten danach, was die Interviewpartnerinnen anderen Menschen in ihrem Alter raten würden, wenn sie sich einsam und allein fühlen. Nur weniger als die Hälfte der Befragten hat sich hier geäußert: Häufiger benannt werden Bewegung, Sport (Nordic Walking, Tanzen, Spazierengehen), jedoch fast nur von Frauen. Sehr selten gibt es Empfehlungen zum Lesen oder Musikhören. Auf die Frage, was denn speziell an Wochenenden getan werden könnte, damit man sich besser fühlt, werden Kontakte, mehr Eigeninitiative und mehr Angebote für Ältere benannt. Wichtig ist auch das Thema Geld, um etwas unternehmen zu können.

Freizeit Auf die Frage, welchen Hobbys und Interessen die Befragten nachgehen, ist auffällig, dass sich häusliche und außerhäusliche Aktivitäten die Waage halten.

Sport, Gymnastik, Schwimmen, Spazieren gehen und Ausflüge in die Umgebung sind die außerhäuslichen Favoriten; Lesen, Malen, Handarbeiten wie Fernsehen, Musikhören, PC, Karten spielen und Kochen sind die häuslich bevorzugten Aktivitäten.

Warum die hohe Wertschätzung von Sport und Bewegung?

Interpretierende Thesen hierzu sind: Den Körper fit zu halten, verzögert in der eigenen Erwartung den Alterungsprozess (45 % erwarten, dass sie sich im Alter körperlich schlechter fühlen werden). Sport kann aber auch von psychischen Problemen ablenken und stärkt das Selbstbewusstsein, weil er mit persönlicher Leistung, dem Erreichen von Zielen und der Zufriedenheit mit der eigenen Durchhaltefähigkeit verbunden ist. Eine (sportliche) Aufgabe zu haben, stellt Nähe zu Berufstätigsein und eigener Leistung her. Von besonderer Bedeutung

könnte auch die Kompensation unerwünschter Wirkungen der langjährig eingenommenen Psychopharmaka sein. Ein weiteres wichtiges
Argument: Im Gruppensport kann man Kontakte herstellen, die nicht
zu eng und nicht zu nah sind.

Soziales Netzwerk Das aktuelle Netzwerk besteht für alle Befragen
zu jeweils zwei Dritteln aus professionellen Helfern und Freunden
(meist aus dem Kontext der Psychiatrieszene) und Verwandten. Zu
Nachbarn bestehen deutliche seltener Kontakte. Gewünscht wird
von den Befragten nur ein Ausbau der Kontakte zu Freunden und
Verwandten.

Die »Teilgabe« im Kontext der Freunde und Bekannten – meist aus der
»Psychoszene« – besteht aus Hilfen durch Zuhören, Ratschläge und
Ermunterungen, insbesondere Frauen bieten auch Hilfen im Haushalt
an: Sie helfen vorwiegend beim Einkaufen und laden auch privat einmal andere zum Essen oder Kaffeetrinken ein.

Im eigenen Erleben scheint die Verlässlichkeit im Alter jedoch stark auf
professionelle Hilfen eingeengt: Mehr als zwei Drittel aller Befragten
benennen die professionellen Mitarbeiter/Behandler als Stütze bei Al-
tersproblemen (interessant: mehr Männer benennen Professionelle).

Wohnsituation Die Frage »Wie möchten Sie in Zukunft wohnen?«, haben wir natürlich auch gestellt. Dabei haben die Befragten deutlich
seltener den Verbleib in der eigenen Wohnung als Wunsch genannt als
in vergleichbaren Umfragen der Altenhilfe. Immerhin möchten 44 %
auf jeden Fall in eigener Wohnung bleiben, ggf. mit mehr Hilfe, 12 %
erwägen ein Wohnheim für psychisch kranke Menschen, 13 % eher ein
Altenpflegeheim. 16 % nennen neue Wohnformen wie z. B. Mehrgene-
rationenhäuser und genauso viele wünschen sich, wieder unter einem
Dach mit ihren Angehörigen zu leben.

Die offenen Antworten bestärken die Orientierung an gesellschaftlichen Werten: Zusammen mit Partner oder Partnerin, im eigenen
Haus oder der eigenen Wohnung leben, ist ein dringender Wunsch.

Vor dem Hintergrund, dass die wenigsten in positiven, funktionie-
renden Beziehungen zu Angehörigen und Verwandten stehen (so die
deutlichen Hinweise aus unserer Befragung) dürfte der Wunsch, im
Alter mit Angehörigen unter einem Dach zu wohnen, kaum zu verwirklichen sein.

Die schönsten Vorstellungen vom Alter werden von den Befragten so
formuliert:

Gesund sein, kein Pflegefall werden – das wünscht sich die Hälfte derjenigen, die die offenen Antwortmöglichkeiten genutzt haben (19 %). Benannt werden außerdem:

● Mit der Familie oder Kindern und Verwandten leben, geistig noch aktiv zu bleiben.
● Kontakt zu Freunden und Nachbarn haben. Weiter so leben können, relativ selbstständig und stabil.

Für Menschen mit Migrationshintergrund spielt das Zurückgehen in das Herkunftsland eine wichtige Rolle.

Interpretierend könnte die ideale Wohnform im Alter für Menschen mit psychischer Erkrankung in der individuell gewünschten Balance zwischen privater und professioneller Nähe, zwischen Geschütztsein und Autonomie bestehen – ein klares Plädoyer für personenzentrierte und individuell arrangierte Hilfen.

Gesundheitszustand Von Experten wird jedoch befürchtet, dass diese Wünsche vor allem aufgrund der hohen gesundheitlichen Belastungen keinen Bestand haben werden. Wir haben deshalb auch zu kumulativen gesundheitlichen Belastungen der Befragten nachgefragt: 72 % aller Befragten nehmen mehr als zehn Jahre Psychopharmaka ein, davon 45 % seit 20 Jahren und länger, 47 % sind Raucher und 50 % sind nach eigener Einschätzung übergewichtig. Dieses Ergebnis zeigt, dass die Befragtengruppe wahrscheinlich in einem höheren Ausmaß als eine vergleichbare Gruppe nicht psychiatrie-erfahrener Menschen von Folgeerkrankungen wegen Fehlernährung, hohem Tabak- und Medikamentenkonsum betroffen sein wird. Die Schlussfolgerung einer generell erhöhte Pflegebedürftigkeit ist jedoch nicht zu ziehen. Entscheidend ist wohl eher die Frage eines guten Zugangs zu ärztlicher Versorgung.

Insgesamt haben wir bei allen Ergebnissen versucht herauszufinden, ob bestimmte soziodemografische Merkmale der Befragten – zum Beispiel Hochaltrigkeit, aktueller Lebensort im Heim – einen deutlichen Einfluss auf das Antwortverhalten hatten.

Dies ist nicht der Fall gewesen – bis auf eine Ausnahme: Die Tatsache, ein Mann oder eine Frau zu sein, führt bei einigen Fragen zu deutlich anderen Antworten. Wir haben dies schon im Kontext der Ergebnisse angesprochen – insgesamt sind folglich klare genderspezifische Schwerpunkte bei der Angebotsgestaltung wichtig.

Als Fazit der Fragenbogenauswertung können wir zusammenfassend feststellen:

- Gewünscht werden gute Gestaltungsmöglichkeiten in Bezug auf individuelle Unterstützungsarrangements im Alter.
- Nötig sind unterschiedliche Schwerpunkte der Angebote für Männer und Frauen.
- Im Alter wird Vertrautheit, Bleiben-Können wichtig – dies gilt nach den Ergebnissen dieser Studie auch für Menschen mit langjähriger Psychiatrie-Erfahrung.
- Insgesamt werden hauswirtschaftliche Hilfen eher als pflegerische Hilfen akzeptiert. Von besonderer Bedeutung scheint hierbei die Hilfe bei häuslicher Bürokratie, die subjektiv als bedeutende Entlastung erfahren wird.
- Das zentrale Problem des Alterns besteht in der Isolation: Hier wären gezielte genderspezifische Angebote gerade auch für außerhäusliche Aktivitäten wichtig.
- Die Unterstützung von Selbsthilfe und Kontakten zeigt ein weiteres Feld professioneller Hilfen auf.

Vertiefung: Die qualitativen Interviews

Im zweiten Teil des Forschungsprojektes wurden dann gezielt in den offenen Interviews die Ergebnisse der Fragebogenauswertung angesprochen.

Es wurden insgesamt 14 Personen befragt, die entweder schon im Kontext einer Einrichtung betreut werden oder in Kontakt stehen mit Organisationen der psychiatrischen Hilfe. Unter diesen Befragten wurden gezielt sieben Frauen und sieben Männer in unterschiedlichen Beschäftigungs- und Wohnsituationen befragt, zwei der befragten Frauen und drei der befragten Männer sind ausländischer Herkunft (diversity sampling).

Das Alter der Befragten lag zum Zeitpunkt der Erhebung durchschnittlich bei rund 60 Jahren (Frauen: 61 Jahre, Männer 59 Jahre).

Hilfen in Situationen des Alleinseins und der Niedergeschlagenheit Für die meisten der Befragten ist das Gegenmittel der Wahl der Griff zum Telefon oder das direkte Gespräch mit dem Partner, wenige verschaffen sich Bewegung, hören oder machen Musik. Einige haben die Erfahrung, dass da eigentlich nichts hilft, dass sie abwarten, bis es vorbei ist.

»Ich warte, bis es vorbei ist. Ich meine, ich kann es ja nicht ändern. Das nächste Mal, wenn ich nicht gut drauf bin, denke ich an Sie und Ihre Frage.« (A)

Als eine grundlegende Hilfe dafür, dass solche Momente gar nicht erst entstehen, bzw. sich manifestieren, wird explizit der heilsame Zwang regelmäßiger Tätigkeiten benannt.

»Es ist der Tagesablauf selbst, der dann eben rausreißt aus den schlechten Gedanken (...) dass man sich hierher bemühen muss, wenn es noch so schwer fällt, sich zwingen muss, hierherzukommen.«

»Ich weiß, dass ich da raus muss und nicht: Immer noch fünf Minuten. Ich weiß aus der Vergangenheit, je länger ich das hinausschiebe, desto schwerer wird es und irgendwann ist dann der Punkt: Jetzt bist du zu spät dran, jetzt kannst du auch liegen bleiben.« (C)

Hilfsangebote und -möglichkeiten wurden den Befragten auf einzelnen Kärtchen vorgelegt, die sie dann in eine Rangfolge nach persönlicher Wichtigkeit brachten.

Am häufigsten genannt wurden Kontakte zu nahestehenden Menschen und Orte, an denen Kontakte möglich sind. Gar nicht bzw. nur mit Vorbehalt ausgewählt wurden: Essen auf Rädern, Seniorenberatung, Selbsthilfegruppen, Pflegedienst und Haushaltshilfe. Zumeist mit dem Hinweis, dass diese Angebote nicht oder noch nicht nötig sind. Unsere Interpretation ist, dass diese Angebote zu »altenlastig« sind und erst dann akzeptiert werden, wenn es gar nicht mehr geht.

Von einer Befragten wird in diesem Zusammenhang eine Art Notdienst für psychische Akutprobleme gewünscht, vergleichbar dem ärztlichen Notdienst, der vor allem auch nachts bereitsteht. Dieser Dienst sollte, ähnlich einer auf psychische Erkrankungen spezialisierten Telefonseelsorge vor allem dazu dienen, sich über Probleme auszusprechen.

»Ja, das wäre toll so ein Bereitschaftsdienst. Wenn man mitten in der Nacht jemanden anruft, der vielleicht gerade eingeschlafen ist, da fühlt man sich auch nicht so wohl dabei. So einen Notdienst fände ich besser. Weil die darauf vorbereitet sind. Die haben einen richtigen Nachtdienst.« (A)

Freunde Zwölf von 14 Befragten (sechs Männer, sechs Frauen) halten Freunde für wichtig als Beistand in Momenten des Alleinsein oder der

Niedergeschlagenheit. Aber nur vier unter ihnen können tatsächlich auf einen konkreten Freund oder eine konkrete Freundin zurückgreifen.

Den befragten Männern scheint dieser Wunsch unrealistisch. Deshalb wird u. U. gar nicht erst mit der Suche angefangen.

»Nein, ich mache nichts dafür. Ich kann mir auch nur schlecht vorstellen, da jemanden zu finden in meiner Situation.« (C)

Freunde zu haben, ist wichtiger Teil des eigenen Selbstverständnisses, die Kontakte sind jedoch eher spärlich.

»Es sind mir wenige (Freunde) geblieben. Aber es halten trotzdem noch einige zu mir.«

Frage: Haben Sie zu denen Kontakt?

»Ja, zu Weihnachten und vielleicht zum Geburtstag. Da melden wir uns dann mal.« (C)

Aus Enttäuschungen heraus wird wie folgt beschrieben:

»Ich kenne eine Menge Leute. Aber am liebsten ist es (mir) anzurufen, statt zu Besuch zu gehen. Weil: die Leute arbeiten, sind beschäftigt, haben Kinder, es gibt immer viel zu tun. Also ich verzichte (darauf), die Leute zu besuchen.« (D)

Verwandte, Angehörige Die Frage nach dem Kontakt zu Angehörigen und Verwandten ist für die meisten der Befragten aus unterschiedlichen Gründen ein schwieriges Thema.

»Ich bin ja geschieden. Da ist kein Kontakt. Zu meiner Mutter auch nicht. Ich habe ihr jetzt eine Geburtstagskarte geschickt. Aber das ist alles, was ich in einem Jahr mache.«(C)

Nur zwei der befragten Männer und zwei der befragten Frauen berichten über positive Angehörigenbeziehungen, die aber in einem Fall auch noch intensiver gewünscht werden.

Viele der Interviewpartner haben die Verwandtschaft schon lange aus den Augen verloren. Der Kontakt insbesondere zu den nachwachsenden Generationen ist endgültig abgerissen.

»Also ich weiß nicht, ob die Verwandten überhaupt noch leben. (...) Die, die ich kannte, sind tot und die jetzt dort leben, die sind jünger als ich und die kennen mich gar nicht.« (E)

»Verwandte habe ich sehr wenige. Denn innerhalb des Familienkreises, weil die auch alle älter sind, sind auch sehr viele gestorben.« (K)

Die Gründe für den Kontaktmangel liegen in der Vergangenheit. Manche haben gute Gründe, die Verbindung zu den Angehörigen nicht zu reaktivieren.

»Was die mir angetan haben, das kann keiner mehr gut machen. Da ist so viel passiert, mein geschiedener Mann und meine Schwester, die sind die Einzigen, die ich noch habe. Das ist abgeschlossen. Ganz noch nicht. Aber da reden wir nicht drüber. So geht es mir besser.« (F)
Sechs der Befragten (drei Frauen, drei Männer) haben erwachsene Kinder.
Bei den Frauen ist es eine, die sich vergeblich danach sehnt, dass ihre Tochter wenigstens einmal anruft.
»Kein Kontakt. Sie wohnt in M. Ich weiß nicht, was sie macht. Sie meldet sich nicht.« (G)
Die beiden anderen Frauen haben regelmäßige und positive Beziehungen zu ihren Kindern. Auch zwei von insgesamt drei Vätern suchen den Kontakt, haben aber mit der direkten oder indirekten Abwehr der (erwachsenen) Kinder zurechtzukommen.
»Ich habe drei Söhne. Zu den beiden jüngeren habe ich überhaupt keinen Kontakt.«
Frage: Woran liegt das?
»Das, wo die Scheidung war, das haben sie nicht verkraftet. Der (Älteste) war jetzt zu meinem Geburtstag hier. Der kommt ab und zu.«
Frage: Hätten Sie da gern mehr Kontakt?
»Der Herr H., das ist mein Betreuer. Der ist jetzt schon im Gespräch. Der wollte ihn schon mal anrufen. Aber er hat ihn, glaube ich, nicht erreicht.« (H)
Teilhabe an Arbeit und Freizeit Vor diesem Hintergrund mangelnder Kontakte zu Freunden und Familie sind außerfamiliäre, professionelle Angebote besonders für die Tagesstruktur wichtig. Die dort tätigen Personen und die übrigen Nutzer der Einrichtungen müssen das fehlende private Netz ersetzen.
»Na ja, jetzt muss ich halt irgendwie versuchen, mich anderen Leuten zuzuwenden, die mich auch mögen.« (A)
»Das Schlimmste ist, wenn ich den ganzen Tag zu Hause wäre. Eben als ich aus der Tagesstätte kam (...), dort sind so viele Menschen um mich rum und dann auf einmal: Ach.« (H)
In die Tagesstätte möchte man auch weiterhin kommen können, wenn man nicht mehr so gut laufen kann, eventuell mit einem Fahrdienst. Und auch nach der anstehenden Pensionierung in der Werkstatt für Menschen mit Behinderungen ist der Besuch der Tagesstätte schon fest eingeplant.

Die Tagesstätte bietet Kontakt zu anderen, Aufgaben und Abwechslung. Dazu gehören auch die organisierten Freizeitangebote, die gern genutzt und positiv bewertet werden.

Die Tagesstätte (und die Tagesstruktur) ist für einige auch Arbeitsplatz, weil sie dort Dienste übernehmen.

»Die Dienste müssen einmal am Tag gemacht werden. Das ist auch in Ordnung. Das ist klasse. Man kann nicht immer dick und fett in der Ecke rumhängen. Ich würde mich wie ein Idiot fühlen. Ich freue mich, wenn ich in der Küche helfen kann (...) Das hat Spaß gemacht.« (A)

Auch Kurse, die im Rahmen von Tagesstätten und Heimen angeboten werden, werden als Arbeitsangebot aufgefasst.

»Dass man sogar Geld dafür kriegt, wenn man was tut und so. Ich finde das toll!« (A)

Arbeit ist für viele ein hoher Wert an sich. Und gehört von daher auch für sieben von 14 Befragten zu den Aktivitäten, die vor Niedergeschlagenheit schützen können.

»Zum Glück ist der Mensch zum Arbeiten gezwungen – auch psychisch. Der Mensch muss arbeiten. Ob er will oder nicht.« (E)

Allerdings ist mancher mit der Art der Tätigkeit, die er aufgrund seiner psychischen Erkrankung ausübt, nicht sonderlich zufrieden.

»Ja, Kartons falten ist eben keine Beschäftigung, mit der ich mich stundenlang beschäftigen kann. Ich habe eine ziemlich gute Ausbildung und von daher habe ich auch vom beruflichen Anspruch ziemlich genaue Vorstellungen.« (F)

Viele möchten mit 65 nicht gerne aufhören und suchen Orte, wo sie noch stundenweise etwas tun könnten.

Sport und Bewegung ist für die Mehrzahl der Befragten wichtig in ihrem Leben. Selbst manche, deren Körperfülle es nicht ahnen lässt, sind sportbegeistert.

»Also, ich gehe gern zum Sport. Wenn ich mich nicht bewegen kann, dann fühle ich mich nicht wohl. Ich muss irgendwas machen, was mich fit hält.« (I)

Auch diejenigen, die kein professionelles Bewegungsangebot haben oder wahrnehmen, und auch die, die körperlich nicht recht dazu in der Lage sind, versuchen sich körperlich fit zu halten:

»Also ich gehe gern. Ich laufe. Genauer gesagt, ich gehe nach xheim zu meinem Freund und mache Umwege. Das dauert.« (E)

Während der Sport den Körper aktiv erhalten soll, ist die Musik etwas für die Seele.

»Wenn ich im Zimmer bin und nicht schlafen kann und so, dann mache ich mir das Radio an und höre Musik.« (F)

Musik hören und – noch mehr – Musik machen löst innere Spannungen und lenkt vom Alleinsein ab.

»Ich spiele Keyboard (...) da fällt das Alleinsein nicht so schwer.« (D)

Wohnszenarien: Wie stellen sich Befragte ihre Wohnsituation im Alter vor?

Den Befragten wurden für eine Zukunft[1], in der man möglicherweise mehr Hilfe braucht als jetzt, insgesamt vier Wohnszenarien vorgestellt.

Es bestätigt sich das Ergebnis der quantitativen Befragung: Die ideale Wohnform im Alter für Menschen mit psychischer Erkrankung besteht in der individuell gewünschten Balance zwischen privater und professioneller Nähe, zwischen Geschützsein und Autonomie.

Die Option »eigene Wohnung mit mehr Betreuung« ist für die Mehrheit der Befragten (mehr Frauen als Männer) interessant. Lediglich drei Männer, die derzeit im Heim leben, können sich dies überhaupt nicht vorstellen. Bestätigt werden auch die selbst eingeschätzten Bedarfe: Erledigung der häuslichen Bürokratie, Einsatz eines Pflegedienstes, einer Haushaltshilfe und einer Hausmeisterhilfe wegen fortschreitender körperlicher Gebrechen. Aber, und das wurde mehrfach betont: Gewünscht wird eine Betreuung, mit der man auch mal reden kann.

»Nicht so husch, husch.« (C)

Die jetzigen Heimbewohner akzeptieren ihre Wohnform. Es werden aber trotz Befürwortung auch Ängste, Kritik und Wünsche von den Heimbewohnern geäußert:

- Furcht bei fortschreitender körperlicher Krankheit als Pflegestufenfall aus dem Heim, entlassen zu werden,
- zu wenig Platz zum Aufstellen persönlicher Dinge,
- zu wenig Zeit, sich mit kompetenten Mitarbeitern zu unterhalten,
- zu viel Fast-Food auf dem Einkaufsplan, keine Diätprodukte,
- keine ansprechende Optik.

»Wissen Sie, ich bin ja kein von Gott begnadeter Innenarchitekt, aber ich sehe, was da los ist. Also es gibt schon bauliche Veränderungen, die ich gern hätte. Es ist schon so, dass man hier auf Medizin angewiesen ist. Aber es würden kleine Accessoires genügen, um aus einem Biotop ein Nest zu machen.« (E)

Auch können die Mitbewohner zum Problem werden.

»Die Kollegen[2] in der Wohnung. Es ist doch entscheidend, wie sehr die Leute geschädigt sind, ob sie einem auf die Nerven gehen. Das ist teilweise schlimm. Die Heimleitung sagt, sie kann nichts unternehmen. Sie kann niemanden einweisen. Und da müssen wir das eben akzeptieren, dass unsere Leute ziemlich neben der Spur sind.« (I)

Das Thema Heim ist bei den meisten, die keine eigene Wohnerfahrung damit haben, mit großen Ängsten besetzt. Auf heftigste Ablehnung stößt die Wohnform Heim bei den Frauen:

»Auf gar keinen Fall!« (J)

»Das stelle ich mir furchtbar vor.« (K)

Insgesamt stellen sich die Vorzüge und Nachteile eines Heims für älter werdende Menschen, die psychisch erkrankt sind, wie folgt dar: Man ist versorgt, man hat Sicherheit und ist nicht allein, man ist nicht auf einen (kleinen) Raum verwiesen.

In Kauf nehmen müsste man dann: wenig oder keine Privatsphäre, Verlust der Eigenständigkeit, unter Umständen Probleme mit Mitbewohnern, zu wenig Platz für persönliche Dinge und ein Gefühl des Ausgeliefertseins.

Zwei Befragte wohnen in einer Altenwohnanlage.

Für beide unterscheidet sich ihre Wohnung kaum von anderen. So sind zum Beispiel die übrigen Bewohner keinesfalls alle alt und die einzige Besonderheit besteht in dem Vorhandensein einer Notrufklingel, die man aber noch nie gebraucht hat.

Man hat dort auch kaum mehr Kontakt zu den Nachbarn:

»Man sagt sich guten Tag und Feierabend.« (I)

Es gibt einen Vorteil im Vergleich zu einer normalen Mietwohnung:

»Wenn ich im Moment nicht weiter weiß, ist ewig eine Betreuung unten im Hause.« (I)

Den übrigen Befragten ist das Modell Altenwohnanlage nur wenig bekannt. Nach Erläuterung ist es den derzeitigen Heimbewohnern zu »einsam«, die anderen ziehen ihre eigene Wohnung vor.

Anderen Wohnformen gegenüber (z. B. gemischte Wohnanlage, Mehrgenerationenhaus) blieben die Befragten skeptisch.

»Da muss ich sagen: Da sind ja auch Kinder dabei. Und da muss ich heute schon sagen, mit einem Kind so eine Stunde zusammen sein –

gut. Aber wenn es schon zwei sind, das geht mir derart auf die Nerven! Ich bin Ruhe gewohnt.« (K)

»Zu viele Leute. Ich habe keine Lust, mich mit deren Problemen auseinander zu setzen.« (L)

Die meisten Wünsche für ein ideales Alter beziehen sich jedoch auf die Herstellung sozialer Kontakte. Im besten Fall in Gestalt eines Lebenspartners oder aber, insbesondere bei Befragten mit Migrationshintergrund: der Familie.

»Mit Familie. Aktiv bleiben, arbeiten. Andere nicht stören. Im eigenen Land sterben.« (D)

Wer sich keine Chance auf privates Glück mehr ausrechnet, dem soll der professionelle Betreuer zur Kommunikation dienen:

»Mit dem (Mitarbeiter) müsste man sich täglich eine Stunde informieren können. Nicht, dass er im Psychiatriebuch nachgucken muss, was er sagen soll. Der muss auch was können.« (E)

Wer von anderen Menschen jedoch schwer verletzt oder enttäuscht wurde, der wendet sich in seiner Idealvision vom Alter den Tieren zu:

»Wo es warm ist. Am Meer. Ein schönes kleines Häuschen haben. Zwei Hunde, zwei Katzen, ein Papagei. Und ein paar nette Nachbarn. Und ein paar Hühner und ein Hahn.« (K)

Finanzielle Wünsche werden kaum geäußert. Wenn doch, dann in sehr bescheidenem Maß. Auch die Mobilität spielt eine Rolle, aber auch hier wird nicht die Luxusreise als Utopie gesehen, sondern Ziele, die erreichbar sind.

»Dass es mir deutlich besser geht. Ab und zu mal verreisen (mit der Heimgruppe).« (E)

»Dass gesundheitlich alles stabil bleibt. Und das andere kommt dann von alleine. Wenn man fit ist und weiß, es wird nicht schlimmer, dann kann man vielleicht noch ein bisschen anders noch was unternehmen. Zum Beispiel mal wegfahren und wenn es nur Bad Orb ist.« (J).

Die Ergebnisse der Interviews mit Menschen, die keine psychiatrischen Vorerkrankungen aufweisen, unterscheiden sich inhaltlich nicht von den hier wiedergegebenen Aussagen. Auffallend ist lediglich, dass wir deutlich ältere Personen befragen mussten, um die gleichen Merkmale wie die befragten Psychiatrie-Erfahrenen zu erhalten.

Anmerkungen

1 Mehrfach war die erste spontane Reaktion auf die Frage: »Ob ich dann noch lebe?«
2 Die (häufige) Benennung der Mitbewohner als »Kollegen« verweist auch auf die Balance zwischen Nähe und Distanz.

Literatur

FRINK, G.: Zusammenfassung der qualitativen Interviews, unveröffentlichter Bericht zu den Ergebnissen der Begleitstudie VERA, Frankfurt/Fulda 2010

ADERHOLD, V.: Mortalität durch Neuroleptika. Soziale Psychiatrie 4/2007, 5–10. http://www.bpe-online.de/verband/rundbrief/2007/3/aderhold.htm. Aufruf vom 24.01.2012

COLTON, C. W.; MANDERSCHEID, R. W. (2006): Congruencies in increased mortality rates, years of potential life lost, and causes of death among public mental health clients in eight states. Prev Chronic Dis. 3 (2): 1–14